HANDBUCH FÜR
BAUCHSPEICHELDRÜSENKREBS

Ein umfassender Leitfaden für neu
diagnostizierte Patienten und Pflegekräfte

Dr. Mira Langford

Urheberrecht © 2024 Dr. Mira Langford
Alle Rechte vorbehalten. Kein Teil dieses Buches darf ohne Genehmigung reproduziert, gescannt oder in gedruckter oder elektronischer Form verbreitet werden. Bitte beteiligen Sie sich nicht an der Piraterie von urheberrechtlich geschütztem Material und fördern Sie diese auch nicht, wenn dadurch die Rechte des Autors verletzt werden. Kaufen Sie nur autorisierte Editionen.

Haftungsausschluss
Die hier bereitgestellten Informationen basieren auf gründlicher Recherche, sind jedoch nicht als Ersatz für eine professionelle Diagnose, Behandlung oder Pflege gedacht. Bei medizinischen Bedenken wenden Sie sich an Ihren Arzt oder einen qualifizierten Gesundheitsdienstleister. Bitte beachten Sie, dass es sich bei dieser Ressource nicht um ein Heilmittel, sondern nur um Verwaltungszwecke handelt. Die individuellen Reaktionen auf die Behandlung können unterschiedlich sein, und eine personalisierte medizinische Beratung ist für die richtige Diagnose, Behandlung und Behandlung von Gesundheitszuständen unerlässlich.

Inhaltsverzeichnis

Einführung	6
Warum dieses Buch?	6
Eine Botschaft der Hoffnung und Orientierung für Neu-Diagnosepatienten	7
So verwenden Sie dieses Buch	9
Kapitel 1: Was ist Bauchspeicheldrüsenkrebs?	**12**
Die Bauchspeicheldrüse und ihre Rolle im Körper verstehen	12
Arten von Bauchspeicheldrüsenkrebs	13
Ursachen und Risikofaktoren	15
Kapitel 2: Symptome erkennen und Hilfe suchen	**19**
Frühwarnzeichen	19
Symptome von fortgeschrittenem Bauchspeicheldrüsenkrebs	22
Die Bedeutung einer rechtzeitigen Diagnose	24
Kapitel 3: Diagnose und Stadieneinteilung erklärt	**27**
Diagnosetests und was sie verraten	27
Phasen verstehen und wie sie die Behandlung leiten	31
Gentests: Ihre Rolle bei Behandlungsentscheidungen	34
Kapitel 4: Chirurgische Optionen	**38**
Wenn eine Operation möglich ist	38
Arten chirurgischer Eingriffe	39
Erholung: Was Sie erwartet	42
Kapitel 5: Nicht-chirurgische Behandlungen	**46**
Chemotherapie	46
Strahlentherapie	50

Kombinationsbehandlungen 53
Kapitel 6: Neue Behandlungen und Fortschritte in der Pflege **56**
Immuntherapie und gezielte Therapie 56
Klinische Studien: Was Sie wissen sollten 61
Fortschritte in der personalisierten Medizin 63
Kapitel 7: Ernährung und Verdauungsgesundheit **67**
Ernährungsprobleme bei Bauchspeicheldrüsenkrebs 67
Lebensmittel, die helfen: Ein praktischer Leitfaden 70
Pankreasenzyme: Warum sie wichtig sind und wie man sie verwendet 71
Beispielspeisepläne und Rezepte 73
Kapitel 8: Bewegung und körperliche Aktivität **79**
Die Rolle von Bewegung bei der Behandlung von Bauchspeicheldrüsenkrebs 79
Vorteile körperlicher Aktivität 79
Arten körperlicher Aktivität 80
Entwerfen eines personalisierten Trainingsplans 81
Beispiel eines wöchentlichen Trainingsplans für Personen mit Bauchspeicheldrüsenkrebs 82
Sicherheitstipps für sportliche Betätigung während der Behandlung 83
Kapitel 9: Umgang mit emotionalen und psychologischen Auswirkungen **84**
Den emotionalen Tribut verstehen 84
Angst, Depression und Furcht 85
Aufbau von Resilienz und Positivität 86
Unterstützung finden: Familie, Freunde und Selbsthilfegruppen 88

Kapitel 10: Palliativpflege und Symptommanagement   **90**
    Die Rolle der Palliativversorgung in jeder Phase   90
    Techniken zur Schmerzbehandlung   91
    Umgang mit Müdigkeit, Übelkeit und Verdauungsproblemen   93
    Verbesserung der Lebensqualität   94

Kapitel 11: Aufbau Ihres Gesundheitsteams   **98**
    Rollen von Onkologen, Chirurgen und Spezialisten   98
    Fragen, die Sie Ihrem Arzt stellen sollten   101
    Für Ihre Bedürfnisse eintreten   102

Kapitel 12: Praktische Überlegungen   **105**
    Versicherungen und finanzielle Unterstützung verstehen   105
    Anpassungen von Arbeit, Familie und Lebensstil   107
    Vorausplanung der Pflege und rechtliche Überlegungen   109

Kapitel 13: Informiert und proaktiv bleiben   **111**
    Überwachung Ihrer Gesundheit nach der Behandlung   111
    Verfolgen von Symptomen und Melden von Änderungen   113
    Bleiben Sie über neue Forschungsergebnisse auf dem Laufenden   114

Kapitel 14: Echte Geschichten, echte Stärke   **118**
    Berichte von Überlebenden von Bauchspeicheldrüsenkrebs   118
    Von Betreuern gelernte Erkenntnisse   121

Kapitel 15: Interessenvertretung und Sensibilisierung   **125**
    Wir beteiligen uns am Kampf gegen Bauchspeicheldrüsenkrebs   125
    Unterstützung von Forschung und Fundraising   127

Die Kraft kollektiven Handelns	129
Abschluss	**131**
Anhänge	**133**
Glossar der Begriffe	133
Häufig gestellte Fragen (FAQ)	139
Ressourcenverzeichnis	141
Unterstützungsorganisationen	141
Online-Communitys	142

Einführung

Bauchspeicheldrüsenkrebs ist eine komplexe und herausfordernde Erkrankung, die ein klares Verständnis ihrer Natur, Behandlungsmöglichkeiten und Managementstrategien erfordert. Dieser Leitfaden dient als umfassende Ressource und bietet detaillierte Informationen, die den Lesern helfen sollen, sich in den vielen Aspekten von Bauchspeicheldrüsenkrebs zurechtzufinden.

Von den Grundlagen der Diagnose und Stadieneinteilung bis hin zu den neuesten Fortschritten in der Behandlung bietet dieses Buch evidenzbasierte Erkenntnisse für alle, die ihr Verständnis der Erkrankung vertiefen möchten. Es befasst sich auch mit kritischen Bereichen wie Ernährung, Symptommanagement und emotionalem Wohlbefinden und gewährleistet so einen ganzheitlichen Pflegeansatz.

Ob als Nachschlagewerk oder als vollständige Lektüre: Dieser Leitfaden soll Einzelpersonen aufklären, informieren und befähigen, den Weg nach vorne zu erkunden.

Warum dieses Buch?

Die Diagnose Bauchspeicheldrüsenkrebs ist lebensverändernd und oft überwältigend. Für viele bringt es einen Wirbelsturm an Emotionen mit sich – Angst, Verwirrung und Unsicherheit darüber, was vor ihnen liegt. Dieses Buch wurde erstellt, um neu diagnostizierten Patienten und ihren Familien Klarheit, Orientierung und Unterstützung zu bieten.

Bauchspeicheldrüsenkrebs kann schwierig zu verstehen und zu behandeln sein, aber Wissen ist ein wirksames Werkzeug. Je mehr Sie über Ihre Erkrankung, Behandlungsmöglichkeiten und unterstützende Ressourcen wissen, desto besser können Sie fundierte Entscheidungen treffen. Dieser Leitfaden ist als vertrauenswürdiger Begleiter konzipiert und bietet sowohl medizinische Informationen als auch praktische Strategien, die Ihnen dabei helfen, diese Reise souverän zu meistern.

Eine Botschaft der Hoffnung und Orientierung für Neu-Diagnosepatienten

Auch wenn die Diagnose Bauchspeicheldrüsenkrebs entmutigend sein kann, ist es wichtig zu wissen, dass es jeden Tag Fortschritte beim Verständnis und der Behandlung dieser Krankheit gibt. Fortschritte in der Chirurgie, Chemotherapie und personalisierten Medizin eröffnen neue Behandlungsmöglichkeiten und verbessern die Ergebnisse für viele Patienten.

Dieses Buch soll mehr als nur eine Informationsquelle sein – es ist ein Leuchtfeuer der Hoffnung. Du bist in diesem Kampf nicht allein. Indem Sie proaktive Maßnahmen ergreifen, sich um die richtige Pflege bemühen und sich auf die Unterstützung Ihrer Angehörigen und medizinischen Fachkräfte stützen, können Sie dieser Herausforderung mit Kraft und Entschlossenheit begegnen.

Verstehen Sie Ihre Diagnose: Ein erster Schritt zur Ermächtigung
Die Worte „Sie haben Bauchspeicheldrüsenkrebs" zu hören, ist einer der schwierigsten Momente im Leben. Es ist ganz natürlich, dass man sich angesichts solcher Nachrichten unsicher oder sogar machtlos fühlt. Das Verständnis Ihrer Diagnose ist jedoch der erste Schritt, um die Kontrolle zurückzugewinnen.

Dieser Leitfaden hilft Ihnen zu verstehen:

- *Was ist Bauchspeicheldrüsenkrebs?*: Verständnis der Biologie und des Verhaltens der Krankheit.
- *In welcher Phase befinden Sie sich:* Wissen, ob der Krebs lokalisiert ist, sich regional ausgebreitet hat oder Metastasen gebildet hat.
- *Ihre Behandlungsmöglichkeiten:* Erfahren Sie mehr über Chirurgie, Chemotherapie, Bestrahlung und neue Therapien.
- *Was Sie in Zukunft erwartet:* Bereiten Sie sich auf die bevorstehende Reise vor, von der ersten Konsultation bis zur Behandlung und darüber hinaus.

Empowerment entsteht durch Wissen, und wenn Sie Ihren Zustand verstehen, können Sie sich aktiv an Ihrem Pflegeplan beteiligen und sich für die bestmöglichen Ergebnisse einsetzen.

So verwenden Sie dieses Buch

Dieses Buch ist so strukturiert, dass es als praktischer und umfassender Leitfaden dient, wobei jedes Kapitel einen kritischen Aspekt der Behandlung von Bauchspeicheldrüsenkrebs behandelt. So holen Sie das Beste daraus heraus:

- *Beginnen Sie mit den Grundlagen:* Wenn bei Ihnen die Diagnose neu gestellt wurde, beginnen Sie mit den ersten Kapiteln, um zu verstehen, was Bauchspeicheldrüsenkrebs ist, wie er diagnostiziert wird und was das Stadieneinteilung für Sie bedeutet.
- *Entdecken Sie Behandlungsmöglichkeiten:* Lesen Sie die Abschnitte zu chirurgischen und nicht-chirurgischen Behandlungen, um zu erfahren, welche Ansätze für Sie verfügbar sein könnten.
- *Fokus auf ganzheitliche Betreuung:* Die Kapitel zu Ernährung, emotionalem Wohlbefinden und Palliativpflege geben praktische Tipps zur Verbesserung Ihrer Lebensqualität.
- *Verwenden Sie es als Referenz:* Wenn während Ihrer Reise spezifische Fragen auftauchen, schauen Sie sich die entsprechenden Abschnitte noch einmal an, um Hilfe zu erhalten.
- *Nutzen Sie die Anhänge:* Weitere Unterstützung finden Sie im Glossar, in den FAQs und in der Ressourcenliste.

Dieses Buch soll Sie bei jedem Schritt begleiten, egal ob Sie Antworten auf drängende Fragen suchen, sich auf einen Arzttermin vorbereiten oder nach Möglichkeiten suchen, Ihr Wohlbefinden zu verbessern. Bewahren Sie es als Quelle verlässlicher Informationen und Ermutigung auf.

Teil 1: Die Grundlagen von Bauchspeicheldrüsenkrebs

Kapitel 1: Was ist Bauchspeicheldrüsenkrebs?

Die Bauchspeicheldrüse und ihre Rolle im Körper verstehen

Die Bauchspeicheldrüse ist ein lebenswichtiges Organ hinter dem Magen und spielt eine entscheidende Rolle sowohl bei der Verdauung als auch bei der Regulierung des Blutzuckers. Es ist an zwei Hauptfunktionen beteiligt:

- *Exokrine Funktion:* Der Großteil der Bauchspeicheldrüse besteht aus exokrinen Zellen, die Verdauungsenzyme produzieren. Diese Enzyme werden in den Dünndarm abgegeben, wo sie beim Abbau der Nahrung helfen und es dem Körper ermöglichen, Nährstoffe aufzunehmen.

- *Endokrine Funktion:* Die Bauchspeicheldrüse enthält auch Zellcluster, sogenannte Langerhans-Inseln, die Hormone wie Insulin und Glucagon produzieren. Diese Hormone sind wichtig für die Regulierung des Blutzuckerspiegels und die Aufrechterhaltung des Energiegleichgewichts im Körper.

Bauchspeicheldrüsenkrebs entsteht, wenn Zellen in der Bauchspeicheldrüse unkontrolliert zu wachsen beginnen und einen Tumor bilden, der diese wesentlichen Funktionen stört. Das Verständnis der Rolle der Bauchspeicheldrüse hilft, die komplexen Auswirkungen von Bauchspeicheldrüsenkrebs auf die allgemeine Gesundheit zu erkennen.

Arten von Bauchspeicheldrüsenkrebs

Bauchspeicheldrüsenkrebs wird hauptsächlich nach der Art der Zellen klassifiziert, aus denen er entsteht. Es gibt zwei Haupttypen:

Exokriner Bauchspeicheldrüsenkrebs (Adenokarzinom):
Die häufigste Form von Bauchspeicheldrüsenkrebs, die etwa 90 % der Fälle ausmacht, ist das duktale Adenokarzinom des Pankreas (PDAC). Dieser Krebs entsteht aus den exokrinen Zellen, die die Gänge der Bauchspeicheldrüse auskleiden und Verdauungsenzyme transportieren. Sie wird oft erst in einem fortgeschrittenen Stadium diagnostiziert, da sie geräuschlos wächst und im Frühstadium nur wenige Symptome zeigt.

Endokriner Bauchspeicheldrüsenkrebs (neuroendokrine Tumoren der Bauchspeicheldrüse):
Diese Tumoren entstehen aus endokrinen Zellen, die Hormone produzieren. Obwohl sie viel seltener vorkommen, neigen neuroendokrine Tumoren der Bauchspeicheldrüse (PNETs) dazu, langsamer zu wachsen als Adenokarzinome und können manchmal funktionsfähig sein, was bedeutet, dass sie überschüssige Hormone produzieren können, die zu Symptomen im Zusammenhang mit

Hormonungleichgewichten (z. B. Insulin, Glucagon) führen können. PNETs sind oft besser behandelbar und haben je nach Größe und Ausbreitung möglicherweise eine bessere Prognose als exokrine Tumoren.

Exokrine Tumoren vs. endokrine Tumoren

Die Unterscheidung zwischen exokrinen und endokrinen Bauchspeicheldrüsenkrebsarten ist entscheidend für das Verständnis der Pathologie und der Behandlungsansätze der Krankheit.

- *Exokrine Tumoren (Pankreas-Duktal-Adenokarzinom):* Diese Tumoren stammen aus den Gängen der Bauchspeicheldrüse und werden aufgrund der tiefen Lage der Bauchspeicheldrüse im Bauch am häufigsten in späteren Stadien diagnostiziert. Dadurch ist die Krankheit tendenziell aggressiver und es ist weniger wahrscheinlich, dass sie durch eine Operation geheilt wird, sobald sie sich ausgebreitet hat.

- *Endokrine Tumoren (neuroendokrine Tumoren der Bauchspeicheldrüse):* Diese Tumoren sind seltener und entstehen aus den hormonproduzierenden Zellen der Bauchspeicheldrüse. Je nachdem, ob die Tumoren funktionsfähig (Hormone produzierend) oder nicht funktionsfähig sind, kann der klinische Verlauf unterschiedlich sein. Nicht-funktionelle Tumoren werden in der Regel zu einem späteren Zeitpunkt diagnostiziert, funktionelle Tumoren treten aufgrund der durch Hormonstörungen verursachten Symptome jedoch häufig früher auf. Die Behandlung dieser Tumoren kann vielfältiger sein und von einer Operation bis hin zu gezielten Therapien reichen.

Ursachen und Risikofaktoren

Die genaue Ursache von Bauchspeicheldrüsenkrebs ist noch weitgehend unbekannt, es gibt jedoch mehrere Faktoren, die die Wahrscheinlichkeit einer Erkrankung erhöhen. Diese Faktoren werden in genetische Veranlagung und Lebensstil-/Umweltauslöser eingeteilt.

Genetische Veranlagung

1. Vererbte genetische Mutationen:
Bestimmte genetische Mutationen erhöhen das Risiko für Bauchspeicheldrüsenkrebs. Diese können in Familien vererbt werden, insbesondere wenn bei mehreren Verwandten Bauchspeicheldrüsenkrebs oder andere verwandte Krebsarten (z. B. Brust-, Eierstock- oder Darmkrebs) diagnostiziert werden. Zu den häufigeren genetischen Syndromen im Zusammenhang mit Bauchspeicheldrüsenkrebs gehören:

- **Hereditäre Pankreatitis:** Eine chronische Entzündung der Bauchspeicheldrüse erhöht das Risiko für Bauchspeicheldrüsenkrebs.
- **BRCA1- und BRCA2-Mutationen:** Diese Mutationen, die häufig mit Brust- und Eierstockkrebs

in Verbindung gebracht werden, können auch das Risiko für Bauchspeicheldrüsenkrebs erhöhen.
- **Lynch-Syndrom:** Diese genetische Erkrankung, auch als erblicher nichtpolypöser kolorektaler Krebs (HNPCC) bekannt, erhöht das Risiko für mehrere Krebsarten, einschließlich Bauchspeicheldrüsenkrebs.
- **Familiäres atypisches Multiples Mole Melanom-Syndrom (FAMMM):** Beinhaltet Mutationen, die das Risiko für Melanome und Bauchspeicheldrüsenkrebs erhöhen.

2. Genetische Veränderungen im Tumor:
Selbst wenn keine vererbten Mutationen vorliegen, weisen Bauchspeicheldrüsenkrebs häufig Mutationen in bestimmten Genen wie KRAS, TP53 und SMAD4 auf, die das Fortschreiten der Krankheit vorantreiben können. Fortschritte in der Genforschung tragen dazu bei, besser zu verstehen, wie diese Mutationen zur Krebsentstehung beitragen und potenzielle Angriffspunkte für die Therapie darstellen.

Lebensstil- und Umweltauslöser

Es wurde festgestellt, dass mehrere Lebensstil- und Umweltfaktoren das Risiko für Bauchspeicheldrüsenkrebs erhöhen:

Tabakkonsum:
- Rauchen ist einer der bedeutendsten Risikofaktoren für Bauchspeicheldrüsenkrebs und ist für etwa 20–30 % der Fälle verantwortlich. Die schädlichen Chemikalien im Tabakrauch können die Zellen der

Bauchspeicheldrüse schädigen und zur Entstehung von Krebs führen.

Ernährung und Fettleibigkeit:
- Eine Ernährung mit viel rotem und verarbeitetem Fleisch sowie ein geringer Verzehr von Obst und Gemüse wird mit einem erhöhten Risiko für Bauchspeicheldrüsenkrebs in Verbindung gebracht. Fettleibigkeit, insbesondere abdominale Fettleibigkeit, ist ein weiterer bedeutender Risikofaktor, da überschüssiges Körperfett zu einem erhöhten Insulinspiegel führen kann, der das Tumorwachstum fördern kann.

Chronische Pankreatitis:
- Eine längerfristige Entzündung der Bauchspeicheldrüse (chronische Pankreatitis) erhöht das Risiko für Bauchspeicheldrüsenkrebs deutlich. Eine chronische Pankreatitis kann auf genetische Erkrankungen, starken Alkoholkonsum oder andere Faktoren zurückzuführen sein.

Diabetes:
- Menschen mit Diabetes, insbesondere solche, bei denen später im Leben Diabetes diagnostiziert wird, haben ein höheres Risiko, an Bauchspeicheldrüsenkrebs zu erkranken. Der Zusammenhang zwischen Diabetes und Bauchspeicheldrüsenkrebs ist komplex; In einigen Fällen kann Bauchspeicheldrüsenkrebs aufgrund der Wirkung des Tumors auf die Insulinproduktion zur Entwicklung von Diabetes führen.

Alkoholkonsum:
- Starker und längerer Alkoholkonsum ist mit einem erhöhten Risiko für Bauchspeicheldrüsenkrebs verbunden, insbesondere bei Personen mit chronischer Pankreatitis in der Vorgeschichte.

Exposition gegenüber bestimmten Chemikalien:
- Die berufsbedingte Exposition gegenüber bestimmten Chemikalien, wie sie beispielsweise in der Erdöl-, Chemie- und Lederindustrie verwendet werden, kann das Risiko für Bauchspeicheldrüsenkrebs erhöhen. Die langfristige Exposition gegenüber Karzinogenen, insbesondere in industriellen Umgebungen, ist ein etablierter Umweltrisikofaktor.

Bauchspeicheldrüsenkrebs ist eine multifaktorielle Erkrankung, bei der sowohl genetische als auch umweltbedingte Risikofaktoren zu seiner Entstehung beitragen. Das Verständnis der Rolle der Bauchspeicheldrüse im Körper, die Unterscheidung zwischen den verschiedenen Arten von Bauchspeicheldrüsenkrebs und die Identifizierung der Risikofaktoren sind für die Früherkennung und Intervention von entscheidender Bedeutung. Während einige Risikofaktoren wie genetische Veranlagungen nicht veränderbar sind, können Änderungen des Lebensstils wie die Raucherentwöhnung, eine gesunde Ernährung und die Aufrechterhaltung eines gesunden Gewichts dazu beitragen, das Risiko, an Bauchspeicheldrüsenkrebs zu erkranken, zu verringern. Fortschritte in der Forschung verbessern weiterhin unser Verständnis der Krankheit und geben Anlass zur Hoffnung auf bessere Behandlungen und Ergebnisse.

Kapitel 2: Symptome erkennen und Hilfe suchen

Frühwarnzeichen

Bauchspeicheldrüsenkrebs ist im Frühstadium bekanntermaßen schwer zu erkennen, da er oft erst im fortgeschrittenen Stadium spürbare Symptome hervorruft. Es gibt jedoch einige Frühwarnzeichen, die auf das Vorliegen der Krankheit hinweisen können. Es ist wichtig zu beachten, dass diese Symptome auch durch andere, weniger schwerwiegende Erkrankungen verursacht werden können. Sollten diese Anzeichen jedoch anhalten oder sich verschlimmern, ist die Suche nach ärztlicher Hilfe von entscheidender Bedeutung.

Unerklärlicher Gewichtsverlust:
- Plötzlicher und unerklärlicher Gewichtsverlust ist eines der häufigsten frühen Anzeichen von Bauchspeicheldrüsenkrebs. Dies kann auf eine Kombination von Faktoren zurückzuführen sein, darunter die Unfähigkeit des Körpers, Nährstoffe effektiv aufzunehmen, und durch den Krebs verursachte Veränderungen im Stoffwechsel.

Appetitlosigkeit:
- Ein verminderter Appetit oder ein schnelles

Sättigungsgefühl nach dem Verzehr kleiner Nahrungsmengen wird häufig mit Bauchspeicheldrüsenkrebs in Verbindung gebracht. Dieses Symptom kann aufgrund von Veränderungen in der Fähigkeit der Bauchspeicheldrüse, Verdauungsenzyme zu produzieren, auftreten, was zu einer schlechten Verdauung und einem frühen Sättigungsgefühl führt.

Verdauungsprobleme:
- Schwierigkeiten bei der Verdauung von Nahrungsmitteln, insbesondere fetthaltigen Nahrungsmitteln, können im Frühstadium von Bauchspeicheldrüsenkrebs auftreten. Dies ist häufig auf die verminderte Fähigkeit der Bauchspeicheldrüse zurückzuführen, Verdauungsenzyme abzusondern, die für den Abbau von Fetten und anderen Nährstoffen notwendig sind. Dies kann zu Blähungen, Blähungen und Verdauungsstörungen führen.

Gelbsucht (Gelbfärbung der Haut und der Augen):
- Gelbsucht tritt auf, wenn der Tumor den Gallengang verstopft, was zu einer Ansammlung von Bilirubin im Blut führt. Dies führt zu einer Gelbfärbung der Haut und des Augenweißes. Gelbsucht geht oft mit dunklem Urin und blassem Stuhl einher und kann eines der ersten Anzeichen sein, das Betroffene dazu veranlasst, einen Arzt aufzusuchen.

Schmerzen im Oberbauch oder Rücken:
- Schmerzen im Oberbauch, die bis in den Rücken

ausstrahlen können, können ein frühes Symptom für Bauchspeicheldrüsenkrebs sein. Dieser Schmerz kann dumpf oder konstant sein und in manchen Fällen kann er durch Vorbeugen oder Sitzen gelindert werden. Nach dem Essen oder Liegen können sich die Schmerzen verschlimmern.

Neu auftretender Diabetes oder Verschlechterung eines bestehenden Diabetes:
- Bauchspeicheldrüsenkrebs kann die Insulinproduktion beeinträchtigen und zu einem neu auftretenden Diabetes oder zur Verschlechterung eines bestehenden Diabetes führen. Erhöhte Blutzuckerwerte, die trotz Behandlung schwer zu kontrollieren sind, können ein Hinweis auf eine zugrunde liegende Erkrankung der Bauchspeicheldrüse sein.

Fettiger Stuhl (Steatorrhoe):
- Wenn die Bauchspeicheldrüse nicht genügend Verdauungsenzyme produziert, kann es zu fettem Stuhl kommen, der blass, übelriechend und schwer auszuspülen ist. Dieser Stuhl kann schwimmen und ölige Rückstände in der Toilettenschüssel hinterlassen, was ein frühes Anzeichen einer krebsbedingten Pankreasinsuffizienz sein kann.

Symptome von fortgeschrittenem Bauchspeicheldrüsenkrebs

Mit fortschreitendem Bauchspeicheldrüsenkrebs wird er symptomatischer und kann zu zusätzlichen Komplikationen führen. Diese Symptome sind oft ausgeprägter und beeinträchtigen verschiedene Aspekte der Körperfunktion. In fortgeschrittenen Stadien kann sich der Krebs auf andere Organe wie die Leber, die Lunge oder das Bauchfell ausgebreitet haben. Weitere Anzeichen können sein:

Verschlimmerung der Bauch- oder Rückenschmerzen:
- In fortgeschritteneren Stadien können die mit Bauchspeicheldrüsenkrebs verbundenen Schmerzen stärker und anhaltender werden. Es kann sich auch auf den Rücken oder andere Bereiche des Körpers ausbreiten, wenn der Tumor wächst oder sich auf nahegelegene Strukturen ausbreitet.

Schwerer Gewichtsverlust und Unterernährung:
- Mit fortschreitender Krebserkrankung kann es bei den Patienten zu einem noch stärkeren Gewichtsverlust und Muskelschwund kommen. Dies ist auf die Auswirkungen des Krebses auf das Verdauungssystem sowie auf den erhöhten Stoffwechselbedarf des Körpers bei Vorhandensein des Tumors zurückzuführen.

Aszites (Ansammlung von Bauchflüssigkeit):
- Wenn sich der Krebs auf das Bauchfell oder die Leber

ausbreitet, kann sich Flüssigkeit im Bauchraum ansammeln, was zu Schwellungen, Beschwerden und Atembeschwerden führt. Dies wird als Aszites bezeichnet und ist ein Zeichen einer fortgeschrittenen Erkrankung.

Obstruktiver Ikterus:
- In den späteren Stadien des Bauchspeicheldrüsenkrebses kann sich die Gelbsucht aufgrund der Verstopfung des Gallengangs durch den Tumor verstärken. Haut und Augen können sich sichtbar gelb verfärben und es können weitere Komplikationen wie Juckreiz und Leberfunktionsstörungen auftreten.

Darmverschluss:
- Ein Tumor, der im oder in der Nähe des Darms wächst, kann einen teilweisen oder vollständigen Darmverschluss verursachen. Zu den Symptomen können starke Übelkeit, Erbrechen, Blähungen und Blähungen gehören. Dies kann eine schwerwiegende Komplikation sein, die einen sofortigen medizinischen Eingriff erfordert.

Müdigkeit und allgemeines Unwohlsein:
- Mit fortschreitendem Bauchspeicheldrüsenkrebs verspüren Betroffene häufig starke Müdigkeit und ein allgemeines Unwohlsein. Dies ist auf den anhaltenden Kampf des Körpers gegen den Krebs zurückzuführen, einschließlich der Auswirkungen von

Stoffwechselveränderungen, Nährstoffmangel und der Belastung verschiedener Organsysteme.

Leberfunktionsstörung:
- Wenn sich der Krebs auf die Leber ausbreitet, kann es zu einer Leberfunktionsstörung kommen, die zu erhöhten Leberenzymen, Gelbsucht und Veränderungen der Gerinnungsfaktoren führt. Dies kann zu Blutungsproblemen oder anderen schwerwiegenden Komplikationen führen, die dringend ärztliche Hilfe erfordern.

Geistige Verwirrung oder Orientierungslosigkeit:
- Mit fortschreitender Krankheit kann es bei einigen Personen zu Verwirrung oder Veränderungen des Geisteszustands aufgrund von Leberfunktionsstörungen, Elektrolytstörungen oder der Ausbreitung von Krebs auf das Gehirn oder andere Teile des Nervensystems kommen.

Die Bedeutung einer rechtzeitigen Diagnose

Eine rechtzeitige Diagnose ist bei der Behandlung von Bauchspeicheldrüsenkrebs von entscheidender Bedeutung, da es sich um eine der tödlichsten Krebsarten mit einer im Allgemeinen schlechten Prognose handelt. Eine frühzeitige Erkennung kann die Behandlungsergebnisse erheblich verbessern und die Möglichkeit eines chirurgischen Eingriffs, einer wirksameren Chemotherapie und möglicherweise eines besseren Langzeitüberlebens ermöglichen. Da die Symptome oft erst im fortgeschrittenen Stadium der Erkrankung auftreten, wird die Diagnose in vielen Fällen leider erst dann gestellt, wenn sich der Krebs über die Bauchspeicheldrüse hinaus ausgebreitet hat.

Der Schlüssel zur Verbesserung der Ergebnisse liegt darin, Frühwarnzeichen zu erkennen und umgehend einen Arzt aufzusuchen. Auch wenn Bauchspeicheldrüsenkrebs im Frühstadium asymptomatisch oder mit vagen Symptomen verlaufen kann, sollten Personen, die unter anhaltenden Verdauungsproblemen, unerklärlichem Gewichtsverlust, Gelbsucht oder neu aufgetretenem Diabetes leiden, einen Arzt konsultieren. In einigen Fällen können routinemäßige bildgebende Untersuchungen oder Screenings bei Hochrisikogruppen (z. B. Personen mit einer Familienanamnese von Bauchspeicheldrüsenkrebs) zu einer früheren Erkennung führen.

Diagnosemethoden, einschließlich Bluttests (wie CA 19-9), bildgebende Verfahren (CT-Scans, MRTs) und Biopsien, spielen eine entscheidende Rolle bei der Bestätigung des Vorliegens von Bauchspeicheldrüsenkrebs und der Bestimmung seines Stadiums. Je früher der Krebs erkannt wird, desto mehr Behandlungsmöglichkeiten stehen zur Verfügung. Dazu können Operationen, Chemotherapie und Strahlentherapie gehören, die auf die Kontrolle oder Entfernung des Tumors abzielen.

Letztendlich erhöht eine frühzeitige Diagnose die Chancen auf bessere Ergebnisse und bietet Patienten die Möglichkeit, ein breiteres Spektrum an Behandlungsmöglichkeiten zu erkunden, was die Lebensqualität verbessern und das Überleben verlängern kann. Das frühzeitige Erkennen der Symptome und die Suche nach ärztlicher Hilfe können den Krankheitsverlauf erheblich beeinflussen.

Kapitel 3: Diagnose und Stadieneinteilung erklärt

Diagnosetests und was sie verraten

Die Diagnose von Bauchspeicheldrüsenkrebs erfordert eine Kombination aus klinischer Untersuchung, Labortests und bildgebenden Verfahren. Diese Tests helfen, das Vorhandensein von Krebs zu bestätigen, seinen Standort zu bestimmen und zu beurteilen, wie weit er sich ausgebreitet hat. Eine frühzeitige und genaue Diagnose ist entscheidend für die Entwicklung eines wirksamen Behandlungsplans.

1. Bluttests:

Blutuntersuchungen spielen bei der Diagnose von Bauchspeicheldrüsenkrebs eine wichtige Rolle, können die Erkrankung jedoch nicht allein bestätigen. Sie helfen dabei, potenzielle Biomarker zu identifizieren, die auf das Vorhandensein von Krebs hinweisen, die Organfunktion zu überwachen und andere Erkrankungen auszuschließen.

AC 19-9:

- Einer der am häufigsten verwendeten Bluttests bei Bauchspeicheldrüsenkrebs ist die Messung von CA 19-9, einem Tumormarker, der bei Patienten mit Bauchspeicheldrüsenkrebs häufig erhöht ist.

Allerdings können die CA 19-9-Spiegel auch bei anderen Erkrankungen erhöht sein, beispielsweise bei gutartigen Erkrankungen der Bauchspeicheldrüse oder bei Lebererkrankungen, so dass dies allein keine diagnostische Bedeutung hat. Ein normaler CA 19-9-Wert schließt Krebs nicht aus und erhöhte Werte müssen nicht unbedingt auf Bauchspeicheldrüsenkrebs hinweisen.

Leberfunktionstests:
- Da sich Bauchspeicheldrüsenkrebs auf die Leber ausbreiten kann, können Leberfunktionstests Anomalien bei Enzymen wie ALT, AST und alkalischer Phosphatase zeigen. Mithilfe dieser Tests kann beurteilt werden, ob die Leber vom Tumor betroffen ist oder ob er sich ausgebreitet hat.

Glukose- und andere Stoffwechseltests:
- Bauchspeicheldrüsenkrebs kann die Insulinproduktion beeinträchtigen und zu abnormalen Blutzuckerwerten führen. Erhöhte Glukosewerte können auf ein Problem mit der Funktion der Bauchspeicheldrüse hindeuten, einschließlich der Möglichkeit eines Tumors.

2. Bildgebende Tests:
Die Bildgebung spielt eine entscheidende Rolle bei der Identifizierung des Tumors, seiner Größe, Lage und ob er sich auf andere Körperteile ausgebreitet hat. Zu den am häufigsten verwendeten bildgebenden Verfahren bei Bauchspeicheldrüsenkrebs gehören:

Computertomographie (CT)-Scan:
- CT-Scans sind häufig die ersten bildgebenden Untersuchungen zur Beurteilung von Bauchspeicheldrüsenkrebs. Ein CT-Scan liefert detaillierte Bilder des Abdomens und ermöglicht es Ärzten, den Tumor sichtbar zu machen, zu beurteilen, ob er in nahegelegene Organe eingedrungen ist, und auf Anzeichen einer Metastasierung in entfernten Organen wie der Leber oder der Lunge zu prüfen.

Magnetresonanztomographie (MRT):
- Bei einer MRT werden mithilfe von Magnetfeldern hochauflösende Bilder der Bauchspeicheldrüse und des umgebenden Gewebes erstellt. Es ist besonders nützlich bei der Identifizierung kleiner Tumoren und bei der Beurteilung des Ausmaßes der Krebsausbreitung, insbesondere auf die Gallenwege oder die Leber.

Endoskopischer Ultraschall (EUS):
- Beim EUS wird ein dünner, flexibler Schlauch mit einem Ultraschallgerät durch den Magen geführt, um detaillierte Bilder der Bauchspeicheldrüse zu erhalten. Dieser Test ermöglicht eine genauere Betrachtung des Tumors und kann bei Bedarf auch als Leitfaden für eine Biopsie dienen. EUS ist besonders hilfreich für die Erkennung kleiner Tumoren, die auf anderen Bildgebungsmodalitäten möglicherweise nicht sichtbar sind.

Positronen-Emissions-Tomographie (PET)-Scan:
- PET-Scans werden manchmal verwendet, um festzustellen, ob sich Bauchspeicheldrüsenkrebs auf andere Körperteile ausgebreitet hat. Ein PET-Scan erkennt Bereiche mit hoher Stoffwechselaktivität, die für Krebszellen charakteristisch ist. Sie wird häufig in Kombination mit CT oder MRT eingesetzt, um ein umfassenderes Bild der Krankheit zu erhalten.

3. Biopsie:
Eine Biopsie ist der endgültige Test zur Bestätigung der Diagnose Bauchspeicheldrüsenkrebs. Dabei wird eine kleine Gewebeprobe aus dem Tumor entnommen und unter dem Mikroskop untersucht. Die Biopsie kann mit verschiedenen Methoden durchgeführt werden, darunter:

Endoskopische ultraschallgesteuerte Biopsie:
- Dies ist eine gängige Technik, bei der eine Ultraschallsonde durch den Magen eingeführt wird, um eine Gewebeprobe aus der Bauchspeicheldrüse zu entnehmen.

CT-gesteuerte Biopsie:
- Wenn der Tumor zugänglich ist, kann mithilfe eines CT-Scans eine Nadel durch die Haut in den Tumor eingeführt werden, um Gewebe für die Biopsie zu entnehmen.

Laparoskopie:
- In einigen Fällen kann ein minimalinvasiver chirurgischer Eingriff namens Laparoskopie zur

Gewinnung von Gewebeproben eingesetzt werden. Dabei werden eine kleine Kamera und chirurgische Instrumente durch kleine Einschnitte im Bauchraum eingeführt, um den Tumor direkt sichtbar zu machen und zu biopsieren.

Obwohl eine Biopsie die genaueste Methode zur Diagnose von Bauchspeicheldrüsenkrebs ist, ist sie nicht immer durchführbar, insbesondere wenn sich der Tumor an einer schwierigen Stelle befindet. In solchen Fällen kann eine Kombination aus Bildgebung und Blutuntersuchungen zur Diagnosestellung eingesetzt werden.

Phasen verstehen und wie sie die Behandlung leiten

Das Stadium des Bauchspeicheldrüsenkrebses bezieht sich darauf, wie weit sich der Krebs von seinem ursprünglichen Standort ausgebreitet hat. Das Stadieneinteilung ist von entscheidender Bedeutung für die Bestimmung des am besten geeigneten Behandlungsansatzes, da es als Entscheidungshilfe für Operationen, Chemotherapie, Bestrahlung und andere Therapien dient.

Die Stadieneinteilung von Bauchspeicheldrüsenkrebs erfolgt typischerweise mithilfe des TNM-Systems, das Folgendes beurteilt:

- **T (Tumor):** Die Größe des Primärtumors und ob er in umliegendes Gewebe eingedrungen ist.

- *N (Knoten):* Ob sich der Krebs auf nahegelegene Lymphknoten ausgebreitet hat.
- *M (Metastasierung)*: Ob sich Krebs auf entfernte Organe ausgebreitet hat.

Die Stadien von Bauchspeicheldrüsenkrebs reichen von *Stadium I (lokal begrenzt) bis Stadium IV (fortgeschrittene metastasierende Erkrankung)*, mit Unterkategorien dazwischen. Hier ist eine Aufschlüsselung der Etappen:

Stufe I:
- In diesem Stadium ist der Krebs auf die Bauchspeicheldrüse beschränkt und hat sich noch nicht auf umliegende Gewebe oder Lymphknoten ausgebreitet. Die Behandlung kann eine Operation zur Entfernung des Tumors umfassen, möglicherweise gefolgt von einer Chemotherapie oder Bestrahlung.

Stufe II:
- Im Stadium II hat sich der Krebs möglicherweise auf nahegelegene Gewebe oder Lymphknoten ausgebreitet, gilt aber immer noch als lokalisiert. Eine Operation ist oft die primäre Behandlungsoption, obwohl Chemotherapie und Bestrahlung vor oder nach der Operation empfohlen werden können, um die Ergebnisse zu verbessern.

Stufe III:
- Bauchspeicheldrüsenkrebs im Stadium III weist darauf hin, dass sich der Tumor auf benachbarte Blutgefäße oder andere Strukturen ausgebreitet hat,

was eine chirurgische Entfernung des Tumors erschwert oder unmöglich macht. Zu den Behandlungsoptionen in diesem Stadium gehört typischerweise eine Chemotherapie, möglicherweise kombiniert mit einer Strahlentherapie, um den Tumor zu verkleinern und die Symptome zu lindern.

Stufe IV:
- Stadium IV ist das am weitesten fortgeschrittene Stadium und weist darauf hin, dass sich der Krebs auf entfernte Organe wie Leber, Lunge oder Bauchfell ausgebreitet (metastasiert) hat. In diesem Stadium gilt Bauchspeicheldrüsenkrebs im Allgemeinen als unheilbar und die Behandlung konzentriert sich auf Palliativpflege, Symptommanagement und die Verbesserung der Lebensqualität. Chemotherapie und gezielte Therapien können eingesetzt werden, um das Wachstum des Tumors zu kontrollieren und das Überleben zu verlängern.

Die Stadieneinteilung hilft Onkologen dabei, die wirksamste Behandlungsstrategie zu empfehlen, und vermittelt den Patienten ein klareres Verständnis der Krankheitsprognose. Allerdings ist jeder Fall einzigartig und die Behandlungspläne werden häufig auf der Grundlage individueller Faktoren wie Alter, allgemeinem Gesundheitszustand und spezifischer Tumormerkmale personalisiert.

Gentests: Ihre Rolle bei Behandlungsentscheidungen

Gentests spielen bei der Diagnose und Behandlung von Bauchspeicheldrüsenkrebs eine immer wichtigere Rolle. Dazu gehört die Analyse der genetischen Ausstattung sowohl des Krebses des Patienten als auch, in manchen Fällen, des normalen Gewebes des Patienten, um Mutationen oder Veränderungen zu identifizieren, die Behandlungsentscheidungen beeinflussen können.

Identifizierung gezielter Therapieoptionen:
- Fortschritte in der Präzisionsmedizin haben zur Entwicklung gezielter Therapien geführt, die speziell auf genetische Mutationen eingehen, die das Wachstum bestimmter Krebsarten vorantreiben. Beispielsweise können Tumore mit Mutationen in den BRCA1- oder BRCA2-Genen, die häufig mit erblichem Brust- und Eierstockkrebs in Verbindung gebracht werden, auf Therapien wie PARP-Hemmer ansprechen. Andere genetische Mutationen, beispielsweise im KRAS-Gen, können die Behandlungsmöglichkeiten beeinflussen und Aufschluss über die Aggressivität der Krankheit geben.

Personalisierte Behandlungspläne:
- Durch die Identifizierung spezifischer Mutationen können Onkologen Behandlungsschemata entwerfen, die auf das genetische Profil des Einzelnen

zugeschnitten sind, und so möglicherweise die Wirksamkeit der Therapie verbessern. Beispielsweise können Patienten mit bestimmten Mutationen für klinische Studien mit neuen zielgerichteten Therapien oder Immuntherapien in Frage kommen, die nicht allen Patienten zur Verfügung stehen.

Tests auf genetische Syndrome:
- Bei Personen mit einer familiären Vorgeschichte von Bauchspeicheldrüsenkrebs oder verwandten Krebsarten können Gentests auch vererbte Syndrome wie das Lynch-Syndrom, das Peutz-Jeghers-Syndrom oder die hereditäre Pankreatitis identifizieren. Die Identifizierung dieser Syndrome kann bei der Behandlungsauswahl hilfreich sein und Familienmitglieder über ihr eigenes Krebsrisiko informieren.

Umfassendes genomisches Profiling:
- Umfassende genomische Profilierungstests analysieren die gesamte genetische Ausstattung des Tumors eines Patienten und liefern einen detaillierten Überblick über die vorhandenen Mutationen und Veränderungen. Diese Informationen können dabei helfen, herauszufinden, welche Therapien möglicherweise am wirksamsten sind, und als Leitfaden für die Teilnahme an klinischen Studien dienen.

Gentests werden nicht routinemäßig bei allen Patienten mit Bauchspeicheldrüsenkrebs durchgeführt, sie werden jedoch zu einem immer wichtigeren Instrument bei der Behandlung der Krankheit. Es ermöglicht einen personalisierteren Behandlungsansatz, der die Ergebnisse verbessern und dabei helfen kann, Patienten zu identifizieren, die von bestimmten Therapien profitieren könnten.

Teil 2:
Behandlungsoptionen und medizinisches Management

Kapitel 4: Chirurgische Optionen

Wenn eine Operation möglich ist

Eine Operation ist die primäre Behandlungsoption für Bauchspeicheldrüsenkrebs, wenn der Tumor lokalisiert ist und vollständig entfernt werden kann. Allerdings kommen nicht alle Patienten für eine Operation in Frage, und die Entscheidung für eine Operation hängt von mehreren Faktoren ab, darunter dem Stadium des Krebses, der Lage des Tumors, der Beteiligung umgebender Blutgefäße und dem allgemeinen Gesundheitszustand des Patienten. Das primäre Ziel der Operation ist die Entfernung des Tumors und in manchen Fällen des umgebenden Gewebes, um das bestmögliche Ergebnis zu erzielen.

Im Allgemeinen wird eine Operation in Betracht gezogen, wenn der Tumor auf die Bauchspeicheldrüse beschränkt ist oder sich nicht auf entfernte Organe ausgebreitet hat. Die Entscheidung, mit der Operation fortzufahren, wird in der Regel nach sorgfältiger Beurteilung mithilfe bildgebender Verfahren, Biopsieergebnissen und Stadieneinstufungen getroffen. Wenn sich der Tumor über die Bauchspeicheldrüse hinaus auf lebenswichtige Strukturen wie große Blutgefäße oder andere Organe ausgebreitet hat, sind die chirurgischen Möglichkeiten möglicherweise eingeschränkt.

Für Patienten, die für eine Operation in Frage kommen, wird ein multidisziplinäres Team aus Onkologen, Chirurgen und anderen medizinischen Fachkräften den besten chirurgischen Ansatz auf der Grundlage des Einzelfalls beurteilen. Nach der Operation kann eine Chemotherapie oder Strahlentherapie folgen, um die Beseitigung verbleibender Krebszellen zu unterstützen und das Risiko eines erneuten Auftretens zu verringern.

Arten chirurgischer Eingriffe

Zur Behandlung von Bauchspeicheldrüsenkrebs gibt es verschiedene Arten von chirurgischen Eingriffen. Die Wahl des chirurgischen Eingriffs hängt von der Lage des Tumors, seiner Ausdehnung und anderen patientenspezifischen Faktoren ab. Zu den häufigsten chirurgischen Eingriffen bei Bauchspeicheldrüsenkrebs gehören das Whipple-Verfahren, die distale Pankreatektomie und die totale Pankreatektomie.

1. Whipple-Eingriff (Pankreatikoduodenektomie):

Das Whipple-Verfahren ist die am häufigsten durchgeführte Operation bei Bauchspeicheldrüsenkrebs im Kopf der Bauchspeicheldrüse, also dem Teil, der dem Zwölffingerdarm (dem ersten Abschnitt des Dünndarms) am nächsten liegt. Bei dieser komplexen Operation werden Folgendes entfernt:

- Der Kopf der Bauchspeicheldrüse
- Der Zwölffingerdarm
- Die Gallenblase
- Ein Teil des Gallengangs

- Die Lymphknoten in der Nähe der Bauchspeicheldrüse

In manchen Fällen kann auch ein Teil des Magens entfernt werden. Nach der Entfernung des Tumors werden die verbleibenden Teile der Bauchspeicheldrüse, des Gallengangs und des Darms wieder verbunden, um eine normale Verdauung zu ermöglichen.

Das Whipple-Verfahren ist eine äußerst komplizierte Operation, die spezielle chirurgische Fachkenntnisse erfordert, da kritische Strukturen im Bauchraum entfernt und wieder verbunden werden müssen. Diese Operation bietet die besten Heilungschancen bei Patienten mit Bauchspeicheldrüsenkrebs im Frühstadium, der sich noch nicht auf umliegende Organe oder Blutgefäße ausgebreitet hat.

Das Whipple-Verfahren ist mit einer relativ langen Genesungszeit und potenziellen Komplikationen verbunden, bleibt jedoch die effektivste Option für Patienten mit resektablen Tumoren.

2. Distale Pankreatektomie:
Bei der distalen Pankreatektomie handelt es sich um die chirurgische Entfernung des Körpers und Schwanzes der Bauchspeicheldrüse, die typischerweise durchgeführt wird, wenn sich der Tumor in diesen Regionen befindet. Diese Operation wird häufig bei Bauchspeicheldrüsentumoren eingesetzt, die im Schwanz der Bauchspeicheldrüse entstehen oder wenn der Krebs auf den Körper und Schwanz des Organs beschränkt ist.

In einigen Fällen wird bei diesem Eingriff auch die Milz entfernt, wenn sich der Tumor in der Nähe der Milz befindet. Wenn die Milz entfernt wird, besteht für den Patienten möglicherweise ein höheres Infektionsrisiko und er benötigt möglicherweise Impfungen oder andere Behandlungen, um Infektionen in der Zukunft vorzubeugen.

Die distale Pankreatektomie wird im Allgemeinen bei Tumoren in Betracht gezogen, die auf den Körper und den Schwanz der Bauchspeicheldrüse beschränkt sind und keine großen Blutgefäße oder nahegelegene Organe betreffen. Es ist weniger komplex als das Whipple-Verfahren, erfordert aber dennoch eine sorgfältige Planung, um Komplikationen zu minimieren und eine vollständige Tumorentfernung sicherzustellen.

3. Totale Pankreatektomie:

Bei der totalen Pankreatektomie werden die gesamte Bauchspeicheldrüse sowie je nach Lokalisation des Tumors Teile des Magens, des Dünndarms und der Gallenwege entfernt. Dieses Verfahren kann in Fällen in Betracht gezogen werden, in denen der Krebs in der gesamten Bauchspeicheldrüse verbreitet ist oder wenn trotz Entfernung des Tumors ein hohes Risiko für ein Wiederauftreten besteht.

Nach einer vollständigen Pankreatektomie haben Patienten keine Bauchspeicheldrüse mehr und benötigen eine lebenslange Insulintherapie, um den Blutzuckerspiegel in den Griff zu bekommen. Darüber hinaus benötigen sie eine Enzymersatztherapie, um die Verdauung zu unterstützen, da die Bauchspeicheldrüse Verdauungsenzyme produziert, die für den Abbau der Nahrung unerlässlich sind. Diese Operation ist radikaler als die Whipple-Operation oder die distale Pankreatektomie und birgt ein höheres Risiko für Komplikationen, kann jedoch für bestimmte Patienten die beste Option sein.

Erholung: Was Sie erwartet

Die Genesung nach einer Bauchspeicheldrüsenoperation kann ein langwieriger und herausfordernder Prozess sein und variiert je nach Art der durchgeführten Operation, dem allgemeinen Gesundheitszustand des Patienten und etwaigen Komplikationen, die während des Eingriffs auftreten. Wenn Patienten wissen, was sie während der Genesung erwartet, können sie sich besser auf den Prozess vorbereiten.

Krankenhausaufenthalt:
Nach einer Bauchspeicheldrüsenoperation bleiben Patienten in der Regel mehrere Tage bis Wochen im Krankenhaus, abhängig von der Art der Operation und ihrem Genesungsverlauf. Während dieser Zeit werden die Patienten engmaschig auf Komplikationen wie Infektionen, Blutungen oder Verdauungsprobleme überwacht. Zur Unterstützung der Genesung können Schmerzbehandlung, Ernährungsunterstützung und Physiotherapie bereitgestellt werden.

Schmerzbehandlung:
Schmerzen sind ein häufiger Bestandteil der Genesung nach einer Bauchspeicheldrüsenoperation und den Patienten werden Medikamente zur Behandlung verabreicht. Dazu

können orale Schmerzmittel oder intravenöse Schmerzmittel im Krankenhaus gehören. Die Schmerzbehandlung wird an die Bedürfnisse des Patienten angepasst und kann mit fortschreitendem Genesungsprozess nachlassen.

Ernährungsunterstützung:
Nach einer Bauchspeicheldrüsenoperation, insbesondere wenn ein großer Teil der Bauchspeicheldrüse entfernt wurde, kann es bei Patienten zu Schwierigkeiten bei der Nahrungsverdauung kommen. In manchen Fällen ist der Patient zunächst nicht in der Lage, feste Nahrung zu sich zu nehmen, und muss möglicherweise über eine Sonde (z. B. eine Magensonde oder eine Gastrostomiesonde) ernährt werden, bis er orale Nahrung verträgt. Ein Ernährungsberater hilft Patienten in der Regel bei der Essensplanung, um sicherzustellen, dass sie eine angemessene Ernährung erhalten.

Patienten müssen möglicherweise Pankreasenzymersatzstoffe einnehmen, um die Verdauung zu unterstützen, insbesondere nach Eingriffen wie dem Whipple-Eingriff oder der totalen Pankreatektomie. Diese Enzyme unterstützen den Abbau von Nahrungsmitteln und verhindern eine Malabsorption, ein häufiges Problem nach einer Bauchspeicheldrüsenoperation.

Körperliche Aktivität und Rehabilitation:
Nach der Operation werden die Patienten aufgefordert, so bald wie möglich mit leichten körperlichen Aktivitäten zu beginnen, um die Durchblutung zu fördern, Blutgerinnseln vorzubeugen und die allgemeine Genesung zu verbessern. Physiotherapie kann zur Verbesserung der Beweglichkeit und

Kraft empfohlen werden, insbesondere nach umfangreicheren Operationen wie Whipple oder totaler Pankreatektomie. Es kann mehrere Wochen bis Monate dauern, bis das normale Maß an Energie und Kraft wieder erreicht ist.

Komplikationen und Langzeitpflege:
Wie bei jeder größeren Operation besteht das Risiko von Komplikationen, einschließlich Infektionen, Blutungen oder Verdauungsproblemen. Patienten sollten sich der Anzeichen einer Infektion wie Fieber oder Rötung an der Operationsstelle bewusst sein und umgehend einen Arzt aufsuchen, wenn ungewöhnliche Symptome auftreten.

Eine langfristige Nachsorge ist wichtig, um ein erneutes Auftreten von Bauchspeicheldrüsenkrebs zu überwachen, den Diabetes zu behandeln, wenn die Bauchspeicheldrüse entfernt wurde, und um eine ordnungsgemäße Verdauung und Ernährung sicherzustellen. Regelmäßige bildgebende Untersuchungen, Blutuntersuchungen und klinische Untersuchungen sind Teil der laufenden Pflege.

Emotionale und psychologische Unterstützung:
Die Genesung nach einer Bauchspeicheldrüsenoperation kann eine emotionale und psychologische Herausforderung sein. Der Stress der Genesung in Kombination mit der Ungewissheit der Krebsbehandlung erfordert möglicherweise psychologische oder beratende Unterstützung. Selbsthilfegruppen oder Therapien können den Patienten helfen, mit den emotionalen Aspekten der Genesung umzugehen.

Der Genesungsprozess nach einer Bauchspeicheldrüsenoperation ist individuell und die Patienten werden engmaschig überwacht, um die bestmöglichen Ergebnisse sicherzustellen. Mit der richtigen Pflege und Unterstützung können viele Patienten nach der Operation wieder eine gute Lebensqualität erreichen, obwohl sie sich möglicherweise an ein Leben mit einem veränderten Verdauungssystem und in einigen Fällen an Diabetes gewöhnen müssen.

Kapitel 5: Nicht-chirurgische Behandlungen

Nicht-chirurgische Behandlungen spielen eine entscheidende Rolle bei der Behandlung von Bauchspeicheldrüsenkrebs, insbesondere bei Patienten, deren Tumoren inoperabel sind, sich auf entfernte Organe ausgebreitet haben oder bei denen eine Operation keine praktikable Option ist. Diese Behandlungen zielen darauf ab, das Wachstum des Tumors zu kontrollieren, die Symptome zu lindern und das Gesamtüberleben zu verbessern. Die primären nicht-chirurgischen Behandlungen für Bauchspeicheldrüsenkrebs sind Chemotherapie, Strahlentherapie und in einigen Fällen Kombinationsbehandlungen.

Chemotherapie

Bei der Chemotherapie werden Medikamente eingesetzt, um Krebszellen abzutöten oder ihr Wachstum zu verlangsamen, indem sie ihre Fähigkeit zur Teilung und Vermehrung beeinträchtigen. Es ist eine der am häufigsten verwendeten Behandlungen für Bauchspeicheldrüsenkrebs, insbesondere in fortgeschrittenen Stadien oder wenn der Krebs nicht operativ entfernt werden kann. Chemotherapie kann als primäre Behandlung oder in Verbindung mit einer Operation, Bestrahlung oder anderen Therapien eingesetzt werden.

Gängige Medikamente gegen Bauchspeicheldrüsenkrebs
Zur Behandlung von Bauchspeicheldrüsenkrebs werden mehrere Chemotherapeutika eingesetzt, entweder allein oder in Kombination mit anderen Wirkstoffen. Die Wahl des Chemotherapieschemas hängt von der spezifischen Diagnose, dem Krebsstadium und dem allgemeinen Gesundheitszustand des Einzelnen ab.

Gemcitabin (Gemzar):
- Gemcitabin ist eines der am häufigsten verwendeten Chemotherapeutika bei Bauchspeicheldrüsenkrebs. Es wird häufig als Standardbehandlung bei fortgeschrittenem Bauchspeicheldrüsenkrebs eingesetzt und verbessert nachweislich die Überlebensraten, insbesondere in Kombination mit anderen Medikamenten oder Behandlungen. Gemcitabin wirkt, indem es die DNA-Replikation stört und so die Teilung und das Wachstum von Krebszellen verhindert.

FOLFIRINOX:
- FOLFIRINOX ist eine Kombinationschemotherapie, die Fluorouracil (5-FU), Oxaliplatin, Irinotecan und Leucovorin umfasst. Es wird im Allgemeinen bei Patienten mit einem guten Leistungsstatus eingesetzt und gilt als wirksamer als Gemcitabin allein bei der Behandlung von Bauchspeicheldrüsenkrebs. Es kann jedoch mit schwerwiegenderen Nebenwirkungen verbunden sein und ist daher nicht für alle Patienten geeignet.

Capecitabin (Xeloda):
- Capecitabin ist ein orales Chemotherapeutikum, das im Körper zu 5-FU verstoffwechselt wird. Es kann in Kombination mit Gemcitabin oder anderen Chemotherapeutika zur Behandlung von Bauchspeicheldrüsenkrebs eingesetzt werden. Es wird häufig verwendet, wenn ein Patient intravenöse Behandlungen nicht verträgt, oder als Teil einer Kombinationstherapie.

Nab-Paclitaxel (Abraxane):
- Nab-Paclitaxel ist eine an Albumin gebundene Formulierung von Paclitaxel, die seine Fähigkeit, in Tumore einzudringen, verbessert. Es hat sich gezeigt, dass es in Kombination mit Gemcitabin die Ergebnisse für Patienten mit fortgeschrittenem Bauchspeicheldrüsenkrebs verbessert. Es wirkt, indem es die Zellteilung stört, Mikrotubuli stabilisiert und so die Vermehrung von Krebszellen verhindert.

Andere Chemotherapeutika:
- Abhängig vom spezifischen klinischen Szenario können auch andere Chemotherapeutika wie 5-FU, Mitomycin und Cisplatin verwendet werden, obwohl sie in aktuellen Standardtherapien weniger häufig eingesetzt werden.

Umgang mit Nebenwirkungen
Eine Chemotherapie kann aufgrund ihrer Wirkung sowohl auf Krebszellen als auch auf normale gesunde Zellen Nebenwirkungen haben. Der Schweregrad und die Art der

Nebenwirkungen variieren je nach den verwendeten Medikamenten, der Dosis und dem allgemeinen Gesundheitszustand des Einzelnen. Zu den häufigen Nebenwirkungen einer Chemotherapie bei Bauchspeicheldrüsenkrebs gehören:

- **Ermüdung**: Müdigkeit ist eine der häufigsten Nebenwirkungen einer Chemotherapie. Die Patienten fühlen sich möglicherweise extrem müde, was ihre Fähigkeit, alltäglichen Aktivitäten nachzugehen, beeinträchtigen kann.
- **Übelkeit und Erbrechen:** Viele Chemotherapeutika verursachen Übelkeit und Erbrechen, obwohl dies normalerweise mit Medikamenten gegen Übelkeit kontrolliert werden kann.
- **Haarausfall:** Einige Chemotherapeutika, beispielsweise die im FOLFIRINOX-Regime enthaltenen, können zu Haarausfall führen. Diese Nebenwirkung ist normalerweise vorübergehend.
- **Niedrige Blutwerte:** Eine Chemotherapie kann die Konzentration roter, weißer Blutkörperchen und Blutplättchen senken, was zu Anämie, einem erhöhten Infektionsrisiko und Blutungen führt. Zur Überwachung dieser Werte sind regelmäßige Blutuntersuchungen erforderlich.
- **Durchfall oder Verstopfung:** Aufgrund der Wirkung einer Chemotherapie auf das Verdauungssystem kann es zu Veränderungen des Stuhlgangs kommen.
- **Neuropathie:** Medikamente wie Nab-Paclitaxel und Oxaliplatin können Nervenschäden verursachen und zu Symptomen wie Taubheitsgefühl, Kribbeln und

Schwäche führen, insbesondere in den Händen und Füßen.

Unterstützende Medikamente, Anpassungen des Lebensstils und eine genaue Überwachung durch das Onkologieteam können helfen, diese Nebenwirkungen zu lindern. In einigen Fällen können Dosisanpassungen oder Änderungen im Behandlungsplan erforderlich sein.

Strahlentherapie

Bei der Strahlentherapie werden energiereiche Strahlen wie Röntgenstrahlen oder Protonen eingesetzt, um Krebszellen abzutöten oder zu schädigen. Sie wird häufig als ergänzende Behandlung zur Chemotherapie eingesetzt, insbesondere bei Patienten mit lokalisierten Tumoren der Bauchspeicheldrüse. Strahlentherapie kann eingesetzt werden, um Tumore vor einer Operation zu verkleinern, verbleibende Krebszellen nach der Operation zu eliminieren oder Bereiche zu behandeln, in denen sich der Krebs ausgebreitet hat, wie zum Beispiel Lymphknoten oder umliegendes Gewebe.

Wie es funktioniert und wann es verwendet wird
Die Strahlentherapie schädigt die DNA in den Krebszellen und verhindert so deren Wachstum und Teilung. Obwohl Strahlung wirksam gegen Krebszellen vorgeht, kann sie auch benachbartes gesundes Gewebe schädigen, weshalb ihr Einsatz sorgfältig geplant und überwacht wird.

Präoperative Bestrahlung:
- Vor der Operation kann eine Strahlentherapie eingesetzt werden, um den Tumor zu verkleinern und so die Entfernung zu erleichtern. Dies erfolgt häufig in Kombination mit einer Chemotherapie (Radiochemotherapie), um die Wirksamkeit zu erhöhen.

Postoperative Bestrahlung:
- Nach der Operation kann eine Strahlentherapie eingesetzt werden, um verbleibende Krebszellen zu beseitigen und das Risiko eines erneuten Auftretens zu verringern. Dies ist typischerweise Teil eines umfassenden Behandlungsplans, der auch eine Chemotherapie umfasst.

Palliative Strahlung:
- Bei Patienten mit fortgeschrittenem Bauchspeicheldrüsenkrebs, die nicht für eine Operation in Frage kommen, kann eine Bestrahlung eingesetzt werden, um Symptome wie Schmerzen oder Verstopfungen in den Gallenwegen oder im Darm zu lindern. Es kann helfen, Verstopfungen zu lindern, Gelbsucht zu lindern und die Tumorgröße zu reduzieren, um eine Linderung der Symptome zu bewirken.

Externe Strahlstrahlung:
- Die häufigste Form der Strahlentherapie bei Bauchspeicheldrüsenkrebs ist die externe Bestrahlung, bei der eine Maschine fokussierte

Strahlenbündel von außerhalb des Körpers auf den Tumor richtet. Die Behandlung erfolgt in der Regel in täglichen Sitzungen über mehrere Wochen.

Stereotaktische Körperstrahlentherapie (SBRT):
- SBRT ist eine fortschrittlichere Form der Bestrahlung, die in weniger Behandlungssitzungen, oft in fünf oder weniger, eine höhere Strahlendosis abgibt. Es ist besonders nützlich für Patienten mit kleinen, lokalisierten Tumoren, die nicht chirurgisch entfernt werden können.

Nebenwirkungen der Strahlentherapie
Die Strahlentherapie wird in der Regel gut vertragen, es können jedoch Nebenwirkungen auftreten, insbesondere bei längeren Behandlungszyklen. Zu den häufigen Nebenwirkungen gehören:

- **Ermüdung:** Viele Patienten verspüren während der Strahlentherapie Müdigkeit oder Erschöpfung.
- **Hautreizung:** Der behandelte Hautbereich kann rot, gereizt oder trocken werden.
- **Verdauungsprobleme:** Die auf die Bauchspeicheldrüse gerichtete Strahlung kann zu Übelkeit, Durchfall oder Appetitveränderungen führen, da die Strahlung Auswirkungen auf den umliegenden Magen-Darm-Trakt haben kann.
- **Schmerzen oder Beschwerden:** Bei einigen Patienten kann es zu Beschwerden im behandelten Bereich kommen, insbesondere wenn sich der Tumor in der Nähe empfindlicher Strukturen befindet.

Zur Bewältigung von Nebenwirkungen stehen unterstützende Maßnahmen zur Verfügung, und die Behandlungspläne sind darauf zugeschnitten, die Belastung von gesundem Gewebe zu minimieren.

Kombinationsbehandlungen

In vielen Fällen umfasst die Behandlung von Bauchspeicheldrüsenkrebs eine Kombination aus Chemotherapie, Strahlentherapie und manchmal gezielten Therapien oder Immuntherapien. Dieser Ansatz kann die Gesamtwirksamkeit der Behandlung verbessern, indem er Krebszellen über verschiedene Mechanismen angreift.

1. Radiochemotherapie (Chemotherapie + Strahlentherapie)

Eine Radiochemotherapie, bei der Chemotherapie mit Strahlentherapie kombiniert wird, wird häufig bei Patienten mit lokal fortgeschrittenem Bauchspeicheldrüsenkrebs oder solchen, die nicht für eine Operation in Frage kommen, eingesetzt. Chemotherapeutika wie Gemcitabin oder Capecitabin können Krebszellen empfindlicher gegenüber Strahlung machen und so die Wahrscheinlichkeit einer Tumorverkleinerung oder -kontrolle erhöhen.

- ***Neoadjuvante Radiochemotherapie***: Dieser Ansatz wird vor einer Operation verwendet, um Tumore zu verkleinern und sie so besser resezierbar zu machen.
- ***Adjuvante Radiochemotherapie***: Dieser Ansatz wird nach einer Operation verwendet, um verbleibende

mikroskopisch kleine Krebszellen zu entfernen und das Risiko eines erneuten Auftretens zu verringern.

2. Palliative Behandlung
Bei Patienten mit metastasiertem Bauchspeicheldrüsenkrebs oder solchen, die nicht für eine Operation in Frage kommen, kann die Kombination von Chemotherapie und Strahlentherapie dabei helfen, das Tumorwachstum zu kontrollieren, Symptome zu lindern und das Leben zu verlängern. Diese Behandlungen heilen den Krebs möglicherweise nicht, können aber die Lebensqualität verbessern, indem sie Symptome wie Schmerzen, Gallengangsobstruktion oder Darmverstopfungen lindern.

3. Gezielte Therapien und Immuntherapien
In einigen Fällen kann Bauchspeicheldrüsenkrebs mit gezielten Therapien oder Immuntherapien in Kombination mit Chemotherapie oder Bestrahlung behandelt werden. Diese Behandlungen zielen auf bestimmte genetische Mutationen oder Proteine ab, die das Krebswachstum vorantreiben, und bieten einen individuelleren Behandlungsansatz. Derzeit laufen klinische Studien zur Erforschung dieser Kombinationen, und einige zielgerichtete Wirkstoffe könnten für den Einsatz bei bestimmten Subtypen von Bauchspeicheldrüsenkrebs zugelassen werden.

Das Ziel von Kombinationsbehandlungen besteht darin, die Wirksamkeit jeder Behandlungsmodalität zu maximieren, wodurch häufig das Überleben verbessert und die Tumorlast verringert wird. Die genaue verwendete Kombination hängt von den individuellen Krebsmerkmalen, dem Tumorstadium und dem allgemeinen Gesundheitszustand des Patienten ab.

Nicht-chirurgische Behandlungen für Bauchspeicheldrüsenkrebs, einschließlich Chemotherapie, Bestrahlung und Kombinationstherapien, sind wesentliche Bestandteile der Behandlungslandschaft. Die Wahl der Behandlung hängt vom Stadium des Krebses, dem Ansprechen des Patienten auf frühere Therapien und den allgemeinen Behandlungszielen ab. Durch die Zusammenarbeit mit einem multidisziplinären Team können Patienten die für ihre spezifischen Bedürfnisse am besten geeignete und wirksamste nicht-chirurgische Behandlung erhalten.

Kapitel 6: Neue Behandlungen und Fortschritte in der Pflege

Die Behandlungslandschaft für Bauchspeicheldrüsenkrebs hat sich in den letzten Jahren erheblich weiterentwickelt, da kontinuierlich an neuen Therapien und verbesserten Behandlungsmethoden geforscht wird. Während traditionelle Behandlungen wie Operationen, Chemotherapie und Strahlentherapie nach wie vor der Standard sind, bieten neue Behandlungen wie Immuntherapie, gezielte Therapie und Fortschritte in der personalisierten Medizin den Patienten neue Hoffnung. In klinischen Studien werden auch weiterhin innovative Ansätze erforscht, die möglicherweise die Art und Weise, wie Bauchspeicheldrüsenkrebs in Zukunft behandelt wird, verändern könnten.

Immuntherapie und gezielte Therapie

Immuntherapie und gezielte Therapie stellen zwei der vielversprechendsten Bereiche der Krebsforschung dar. Beide zielen darauf ab, Krebs wirksamer und mit weniger Nebenwirkungen im Vergleich zu herkömmlichen Behandlungen zu behandeln. Diese Therapien konzentrieren sich auf die einzigartigen biologischen Aspekte von Krebszellen und das körpereigene Immunsystem zur Bekämpfung der Krankheit.

1. Immuntherapie

Die Immuntherapie stimuliert oder stärkt das körpereigene Immunsystem, um Krebszellen zu erkennen und anzugreifen. Normalerweise erkennt und zerstört das Immunsystem abnormale Zellen, aber Krebszellen entwickeln häufig Mechanismen, um der Entdeckung zu entgehen. Ziel der Immuntherapie ist es, diese Abwehrkräfte zu überwinden und es dem Immunsystem zu ermöglichen, Krebszellen wirksamer anzugreifen und abzutöten.

Immun-Checkpoint-Inhibitoren:

- Immun-Checkpoint-Inhibitoren sind eine Klasse von Immuntherapeutika, die bestimmte Proteine auf Krebszellen oder Immunzellen blockieren und es dem Immunsystem ermöglichen, Tumore besser zu erkennen und anzugreifen. Zu den am häufigsten untersuchten Checkpoint-Inhibitoren gehören solche, die auf PD-1 (programmiertes Zelltodprotein 1) oder PD-L1 (programmierter Todesligand 1) abzielen. Dabei handelt es sich um Proteine, die Tumoren dabei helfen, sich der Immunüberwachung zu entziehen. Zu den am häufigsten verwendeten PD-1-Inhibitoren gehören Pembrolizumab (Keytruda) und Nivolumab (Opdivo). Diese Inhibitoren haben sich bei verschiedenen Krebsarten als vielversprechend erwiesen, allerdings war ihr Erfolg bei Bauchspeicheldrüsenkrebs bisher begrenzt und erforderte oft zusätzliche Therapien, um ihre volle Wirkung zu erzielen.

Krebsimpfstoffe:
- Krebsimpfstoffe zielen darauf ab, das Immunsystem dazu anzuregen, bestimmte Krebszellen anzugreifen. Obwohl sie noch nicht allgemein verfügbar sind, werden Impfstoffe wie GVAX in klinischen Studien auf ihr Potenzial zur Behandlung von Bauchspeicheldrüsenkrebs untersucht. Diese Impfstoffe sollen das Immunsystem dazu veranlassen, Tumorantigene zu erkennen und so seine Fähigkeit zur Zerstörung von Krebszellen zu verbessern.

Adoptive Zelltherapie:
- Bei der adoptiven Zelltherapie werden Immunzellen (normalerweise T-Zellen) aus dem Körper des Patienten entnommen, im Labor modifiziert oder verstärkt, um den Krebs wirksamer bekämpfen zu können, und dann wieder in den Körper eingeführt. Ein solcher Ansatz ist die CAR-T-Therapie (Chimeric Antigen Receptor T-cell), die sich bei anderen Krebsarten als vielversprechend erwiesen hat, deren Wirksamkeit bei Bauchspeicheldrüsenkrebs jedoch noch erforscht wird.

Trotz der Fortschritte in der Immuntherapie bleibt Bauchspeicheldrüsenkrebs aufgrund seiner Fähigkeit, im Tumor eine immunsuppressive Umgebung zu schaffen, eine Herausforderung. Laufende Forschung und klinische Studien zielen jedoch darauf ab, herauszufinden, welche Patienten am meisten von einer Immuntherapie profitieren könnten und ob die Kombination mit anderen Behandlungen die Ergebnisse verbessern kann.

2. Gezielte Therapie

Bei der gezielten Therapie werden Medikamente oder andere Substanzen gezielt gegen Krebszellen eingesetzt, ohne normale Zellen zu schädigen. Im Gegensatz zur herkömmlichen Chemotherapie, bei der sowohl gesunde als auch Krebszellen abgetötet werden, zielen gezielte Therapien auf genetische Mutationen, Proteine oder andere molekulare Anomalien ab, die das Wachstum von Krebszellen vorantreiben. Diese Therapien sind oft weniger toxisch und können für bestimmte Patienten wirksamer sein.

Auf gezielte genetische Mutationen abzielen:

- Einer der Schlüsselaspekte der gezielten Therapie ist die Identifizierung genetischer Mutationen in Krebszellen, die mit spezifischen Medikamenten bekämpft werden können. Beispielsweise stehen Mutationen im KRAS-Gen, das bei Bauchspeicheldrüsenkrebs häufig vorkommt, im Fokus der Forschung. Während KRAS-Mutationen bekanntermaßen schwer zu bekämpfen sind, haben neue Medikamente wie Sotorasib und Adagrasib Potenzial für die Bekämpfung von KRAS-G12C-Mutationen gezeigt, einem spezifischen Subtyp der KRAS-Mutation, der bei einigen Bauchspeicheldrüsenkrebsarten auftreten kann.

HER2-gerichtete Therapien:

- Das HER2-Gen, das an bestimmten Krebsarten wie Brust- und Magenkrebs beteiligt ist, ist manchmal auch bei Bauchspeicheldrüsenkrebs überexprimiert. Trastuzumab (Herceptin), eine auf HER2 ausgerichtete Therapie, wird auf sein Potenzial zur Behandlung von HER2-positivem Bauchspeicheldrüsenkrebs untersucht, entweder allein oder in Kombination mit einer Chemotherapie.

Angiogenese-Inhibitoren:
- Bauchspeicheldrüsentumoren benötigen eine Blutversorgung, um zu wachsen und sich auszubreiten. Angiogeneseinhibitoren wirken, indem sie die Bildung neuer Blutgefäße blockieren, die den Tumor mit Sauerstoff und Nährstoffen versorgen. Medikamente wie Bevacizumab (Avastin), die auf den vaskulären endothelialen Wachstumsfaktor (VEGF) abzielen, werden in Kombination mit einer Chemotherapie getestet, um das Tumorwachstum zu hemmen, indem sie die Blutversorgung unterbrechen.

PARP-Inhibitoren:
- Poly(ADP-Ribose)-Polymerase (PARP)-Inhibitoren wie Olaparib (Lynparza) sind eine Art gezielter Therapie, die ein Protein blockiert, das an der Reparatur von DNA-Schäden in Krebszellen beteiligt ist. Es wurde gezeigt, dass PARP-Inhibitoren bei Krebsarten mit spezifischen genetischen Mutationen wirksam sind, insbesondere bei solchen, an denen BRCA1- und BRCA2-Gene beteiligt sind. Bei Bauchspeicheldrüsenkrebs können Patienten mit erblichen Mutationen in diesen Genen von PARP-Inhibitoren profitieren, da diese Krebsarten anfälliger für DNA-Schäden sind.

Während sich diese Therapien für Bauchspeicheldrüsenkrebs noch im Forschungsstadium befinden, haben klinische Studien vielversprechende Ergebnisse gezeigt, insbesondere bei Patienten mit bestimmten genetischen Mutationen oder Merkmalen.

Klinische Studien: Was Sie wissen sollten

Klinische Studien sind Forschungsstudien zur Bewertung neuer Behandlungen oder Strategien zur Behandlung von Krankheiten. Sie spielen eine entscheidende Rolle bei der Weiterentwicklung des medizinischen Wissens und der Entdeckung wirksamerer Wege zur Behandlung von Bauchspeicheldrüsenkrebs. Für Patienten mit Bauchspeicheldrüsenkrebs bietet die Teilnahme an einer klinischen Studie möglicherweise Zugang zu modernsten Therapien, die noch nicht allgemein verfügbar sind.

1. Die Rolle klinischer Studien bei der Krebsbehandlung
Klinische Studien bieten den Patienten mehrere potenzielle Vorteile, darunter Zugang zu den neuesten Behandlungen, häufigere Überwachung und Pflege und einen Beitrag zur Entwicklung neuer Therapien, die künftigen Patienten helfen können. Studien werden in Phasen durchgeführt, die jeweils darauf ausgerichtet sind, unterschiedliche wissenschaftliche Fragen zu Sicherheit, Dosierung, Wirksamkeit und Nebenwirkungen zu beantworten.

- Phase-1-Studien: Konzentrieren Sie sich auf die Bewertung der Sicherheit und Dosierung einer neuen Behandlung.

- Phase-2-Studien: Testen Sie die Wirksamkeit der Behandlung und überwachen Sie sie auf Nebenwirkungen.
- Phase-3-Studien: Vergleichen Sie die neue Behandlung mit der Standardbehandlung, um festzustellen, welche wirksamer ist.
- Phase-4-Studien: Diese finden nach der Zulassung der Behandlung statt und überwachen deren Langzeitwirkung und Sicherheit.

2. Arten klinischer Studien für Bauchspeicheldrüsenkrebs

Klinische Studien für Bauchspeicheldrüsenkrebs konzentrieren sich auf eine Vielzahl von Therapieansätzen, darunter neue Chemotherapeutika, neuartige Immuntherapien, gezielte Therapien und Kombinationsbehandlungen. In Studien werden auch neue Behandlungsmethoden untersucht, beispielsweise lokalisierte Therapien (z. B. direkte Injektion von Medikamenten in die Tumorstelle) oder Therapien, die die Wirksamkeit bestehender Behandlungen steigern.

- **Gezielte Therapieversuche:** Diese Studien bewerten die Wirksamkeit spezifischer Medikamente, die auf molekulare Ziele oder genetische Mutationen bei Bauchspeicheldrüsenkrebs abzielen, wie z. B. KRAS- oder BRCA1/2-Mutationen.
- *Immuntherapie-Studien:* In diesen Studien werden neue Immun-Checkpoint-Inhibitoren, Krebsimpfstoffe und adoptive Zelltherapien getestet, um ihr Potenzial zur Verbesserung der Ergebnisse bei Patienten mit Bauchspeicheldrüsenkrebs zu bewerten.

- **_Kombinationstherapieversuche:_** Studien, die Chemotherapie, Bestrahlung, Immuntherapie und/oder gezielte Therapie kombinieren, zielen darauf ab, wirksamere Kombinationen zur Behandlung von Bauchspeicheldrüsenkrebs zu finden.
- **_Palliative Care-Studien_**: Konzentrieren Sie sich auf die Verbesserung der Lebensqualität, indem Sie nach Möglichkeiten suchen, Schmerzen zu lindern, den Ernährungszustand zu verbessern und andere Symptome zu lindern.

3. So nehmen Sie an klinischen Studien teil

Patienten, die an einer Teilnahme an klinischen Studien interessiert sind, sollten diese Option mit ihrem Onkologen besprechen. Für Studien gelten bestimmte Zulassungskriterien, wie etwa bestimmte genetische Profile, Krankheitsstadien oder vorherige Behandlungen, und es ist wichtig, sowohl die potenziellen Vorteile als auch die Risiken zu verstehen. Koordinatoren klinischer Studien stellen detaillierte Informationen über das Studiendesign, die untersuchte Behandlung und mögliche Nebenwirkungen bereit.

Fortschritte in der personalisierten Medizin

Unter personalisierter Medizin versteht man die maßgeschneiderte Behandlung auf der Grundlage der individuellen Merkmale der Krebserkrankung jedes Patienten, wie etwa genetischer Mutationen oder molekularer

Signaturen, um die Wirksamkeit zu optimieren und unnötige Nebenwirkungen zu minimieren. Bei Bauchspeicheldrüsenkrebs gewinnt dieser Ansatz zunehmend an Bedeutung, da jeder Tumor ein einzigartiges genetisches Profil aufweisen kann, das sein Verhalten und sein Ansprechen auf die Behandlung beeinflusst.

Genetisches Profiling und Biomarker
- Fortschritte in der genetischen Sequenzierungstechnologie haben eine genauere Identifizierung von Mutationen und Veränderungen in der Tumor-DNA ermöglicht. Tests auf Mutationen in Genen wie KRAS, BRCA1/2, p53 und PALB2 können bei Behandlungsentscheidungen hilfreich sein. Ziel der personalisierten Medizin ist es, spezifische Biomarker zu identifizieren, die vorhersagen können, wie eine Krebserkrankung auf gezielte Therapien, Chemotherapie und Immuntherapien reagiert.

Flüssigbiopsie
- Die Flüssigbiopsie ist ein nicht-invasiver Test, der genetisches Material aus dem Blut eines Patienten analysiert, beispielsweise zirkulierende Tumor-DNA (ctDNA), um genetische Mutationen oder Veränderungen bei Bauchspeicheldrüsenkrebs zu erkennen. Flüssigbiopsien können helfen, das Fortschreiten des Tumors zu überwachen, minimale Resterkrankungen nach der Behandlung zu erkennen und die Wirksamkeit gezielter Therapien zu

beurteilen, ohne dass wiederholte Gewebebiopsien erforderlich sind.

Patientenstratifizierung
- Zur personalisierten Medizin gehört auch die Einteilung der Patienten in Gruppen auf der Grundlage genetischer Marker, was die Auswahl der wirksamsten Behandlungen für jede Gruppe ermöglicht. Beispielsweise ist es wahrscheinlicher, dass Patienten mit bestimmten Mutationen auf bestimmte gezielte Therapien oder Immuntherapien ansprechen, was zu wirksameren Behandlungsschemata und besseren Ergebnissen führt.

Durch die Integration von Gentests, molekularer Profilierung und neuen Therapien ebnet die personalisierte Medizin den Weg für wirksamere und individuellere Behandlungsstrategien für Bauchspeicheldrüsenkrebs und bietet Hoffnung auf eine verbesserte Überlebensrate und Lebensqualität. Mit fortschreitender Forschung auf diesem Gebiet besteht das Potenzial, die Behandlung von Bauchspeicheldrüsenkrebs erheblich zu verändern.

Teil 3: Leben mit Bauchspeicheldrüsenkrebs

Kapitel 7: Ernährung und Verdauungsgesundheit

Ernährung und Verdauungsgesundheit spielen eine entscheidende Rolle bei der Behandlung von Bauchspeicheldrüsenkrebs und der Verbesserung der Lebensqualität der Betroffenen. Bauchspeicheldrüsenkrebs wirkt sich häufig auf das Verdauungssystem aus, da die Bauchspeicheldrüse eine wichtige Rolle bei der Produktion von Enzymen spielt, die die Verdauung unterstützen, und von Hormonen, die den Blutzuckerspiegel regulieren. Ein wirksames Ernährungsmanagement kann dazu beitragen, Komplikationen zu lindern, Mangelernährung zu bekämpfen und die Kraft während der Behandlung aufrechtzuerhalten.

Ernährungsprobleme bei Bauchspeicheldrüsenkrebs

Bauchspeicheldrüsenkrebs und seine Behandlung führen häufig zu erheblichen Ernährungsproblemen, darunter:

Unterernährung:
- Unterernährung liegt vor, wenn der Körper nicht die Nährstoffe erhält, die er für eine optimale Funktion benötigt. Bei Bauchspeicheldrüsenkrebs kann dies auf Appetitlosigkeit, Nebenwirkungen der Behandlung

oder eine schlechte Aufnahme von Nährstoffen aufgrund eines Mangels an Pankreasenzymen zurückzuführen sein. Unterernährung kann zu Müdigkeit, verminderter Immunität und beeinträchtigter Heilung führen.

Gewichtsverlust:
- Unbeabsichtigter Gewichtsverlust ist ein häufiges Problem bei Bauchspeicheldrüsenkrebs und wird häufig durch eine Kombination aus verminderter Nahrungsaufnahme, Malabsorption und verändertem Stoffwechsel des Körpers verursacht. Die Aufrechterhaltung des Körpergewichts ist für die allgemeine Gesundheit und die Behandlungstoleranz von entscheidender Bedeutung.

Verlust von Muskelmasse (Kachexie):
- Kachexie ist eine schwere Form des Muskel- und Gewichtsverlusts, die häufig bei Krebspatienten auftritt und zu körperlicher Schwäche und verminderter Lebensqualität führt. Um Kachexie zu bekämpfen, muss man sich sowohl auf die Kalorien- als auch auf die Proteinaufnahme konzentrieren.

Nebenwirkungen der Behandlung:
- Behandlungen wie Chemotherapie oder Bestrahlung können Übelkeit, Erbrechen, Geschmacksveränderungen oder Durchfall verursachen und das Ernährungsmanagement weiter erschweren.

Umgang mit Malabsorption und Gewichtsverlust

Eine Malabsorption tritt auf, wenn die Bauchspeicheldrüse nicht genügend Enzyme produziert, um die Nahrung richtig aufzuspalten. Dies führt dazu, dass unverdaute Nahrung durch den Magen-Darm-Trakt gelangt, was zu Nährstoffmangel, Gewichtsverlust und Durchfall führt. Zu den Managementstrategien gehören:

Pankreas-Enzym-Ersatztherapie (PERT):
- PERT beinhaltet die Einnahme von Enzympräparaten, um dem Körper zu helfen, Nährstoffe effektiv zu verdauen und aufzunehmen. Diese Enzyme sollten zu Mahlzeiten und Snacks eingenommen werden, um ihre Wirksamkeit zu optimieren.

Häufige, kleine Mahlzeiten:
- Das häufigere Essen kleinerer Mahlzeiten kann dazu beitragen, die Nährstoffaufnahme zu maximieren und das Völlegefühl, das bei größeren Mahlzeiten auftreten kann, zu verringern.

Nährstoffreiche Lebensmittel:
- Konzentrieren Sie sich auf kalorien- und nährstoffreiche Lebensmittel wie Avocados, Nüsse, Samen, Olivenöl und Vollmilchprodukte, um den Kalorien- und Nährstoffbedarf zu decken.

Flüssigkeitszufuhr:
- Eine ausreichende Flüssigkeitszufuhr ist von

entscheidender Bedeutung, insbesondere für Personen, die unter Durchfall oder Erbrechen leiden. Bei erheblichem Flüssigkeitsverlust können elektrolytreiche Getränke oder orale Rehydrationslösungen erforderlich sein.

Überwachungssymptome:
- Melden Sie Symptome wie fettigen Stuhl, Durchfall oder Blähungen dem Arzt, da diese auf einen unzureichenden Enzymersatz oder andere Verdauungsprobleme hinweisen können.

Lebensmittel, die helfen: Ein praktischer Leitfaden

Bestimmte Lebensmittel können die Verdauung unterstützen, das Energieniveau aufrechterhalten und wichtige Nährstoffe liefern:

Proteine:
- Mageres Fleisch, Geflügel, Fisch, Eier und Milchprodukte.
- Pflanzliche Proteine wie Bohnen, Linsen, Tofu und Tempeh.

Kohlenhydrate:
- Vollkornprodukte wie brauner Reis, Quinoa und Haferflocken für anhaltende Energie.
- Vermeiden Sie raffinierten Zucker, da dieser zu Blutzuckerspitzen führen kann.

Gesunde Fette:
- Schließen Sie Quellen wie Avocados, Olivenöl, Nüsse, Samen und fetten Fisch ein.
- Begrenzen Sie gesättigte Fette und Transfette, um eine unnötige Belastung der Verdauung zu vermeiden.

Obst und Gemüse:
- Entscheiden Sie sich für gekochte oder gemischte Optionen, wenn rohe Produkte unangenehm sind.
- Wählen Sie nährstoffreiche Optionen wie Spinat, Karotten, Beeren und Bananen.

Probiotika und Präbiotika:
- Probiotika, die in Joghurt oder fermentierten Lebensmitteln enthalten sind, unterstützen die Darmgesundheit.
- Präbiotische Ballaststoffe in Lebensmitteln wie Knoblauch, Zwiebeln und Spargel fördern eine gesunde Verdauung.

Pankreasenzyme: Warum sie wichtig sind und wie man sie verwendet

Die Pankreasenzymersatztherapie ist ein Eckpfeiler des Ernährungsmanagements bei Bauchspeicheldrüsenkrebs. Diese Enzyme unterstützen die Verdauung von Fetten, Proteinen und Kohlenhydraten, lindern die Symptome einer Malabsorption und verbessern die Nährstoffaufnahme.

Zu den wichtigsten Punkten zur Verwendung von Enzymen gehören:

Zeitpunkt und Dosierung:
- Enzyme sollten zu jeder Mahlzeit oder jedem Snack eingenommen werden, um sicherzustellen, dass sie sich mit der Nahrung im Magen vermischen.
- Die Dosierung richtet sich nach der Fettmenge der Mahlzeit und sollte nach ärztlichem Rat angepasst werden.

Auswahl der richtigen Ergänzung:
- Es gibt verschiedene Enzymformulierungen, und Gesundheitsdienstleister können bei der Auswahl des am besten geeigneten Produkts behilflich sein.

Überwachung der Wirksamkeit:
- Symptome wie fettiger Stuhl oder übermäßige Blähungen können ein Hinweis darauf sein, dass eine Dosisanpassung oder eine andere Enzymformulierung erforderlich ist.

Vermeidung von Säureinterferenzen:
- Einige Enzyme reagieren empfindlich auf Magensäure; Die Einnahme zusammen mit säurereduzierenden Medikamenten (wie Protonenpumpenhemmern) kann ihre Wirksamkeit verbessern.

Beispielspeisepläne und Rezepte

Um ernährungsbedingten Herausforderungen zu begegnen und gleichzeitig Abwechslung und Genuss in den Mahlzeiten zu gewährleisten, sollten Sie die folgenden Essensideen berücksichtigen:

Frühstücksoptionen:
- Smoothie mit Joghurt, Mandelbutter, Banane und einer Kugel Proteinpulver.
- Rührei mit sautiertem Spinat und Vollkorntoast.

Ideen für das Mittagessen:
- Gegrillter Hühnersalat mit Olivenöl-Dressing und Avocadoscheiben.
- Linsensuppe mit einer Beilage Vollkornbrot.

Snacks:
- Griechischer Joghurt mit Beeren und einem Schuss Honig.
- Eine Handvoll Nüsse und Trockenfrüchte.

Vorschläge für das Abendessen:
- Gebackener Lachs mit Quinoa und geröstetem Gemüse.
- Gebratener Tofu mit braunem Reis und gedünstetem Brokkoli.

Desserts:
- Süßkartoffelpüree mit einer Prise Zimt und einem Klecks griechischem Joghurt.

- Chia-Samen-Pudding mit Mandelmilch und frischen Früchten.

Durch die Bewältigung ernährungsbedingter Herausforderungen, den Umgang mit Malabsorption und die Einbeziehung praktischer Ernährungsstrategien können Menschen mit Bauchspeicheldrüsenkrebs ihre Kraft bewahren, die Verdauungsgesundheit verbessern und ihr allgemeines Wohlbefinden verbessern. Die sorgfältige Beachtung der Ernährung unter Anleitung von medizinischem Fachpersonal spielt eine entscheidende Rolle bei der umfassenden Krebsbehandlung.

Beispiel für einen 7-Tage-Speiseplan zur Behandlung von Bauchspeicheldrüsenkrebs

Dieser 7-Tage-Speiseplan konzentriert sich auf nährstoffreiche Lebensmittel, kleine, häufige Mahlzeiten und leicht verdauliche Zutaten, um die mit Bauchspeicheldrüsenkrebs verbundenen Herausforderungen wie Malabsorption, Gewichtsverlust und Müdigkeit zu bewältigen. Gegebenenfalls werden auch Leitlinien zur Pankreasenzymersatztherapie (PERT) einbezogen.

Tag 1
- Frühstück: Rührei mit sautiertem Spinat, Vollkorntoast und ein kleines Glas angereicherte Mandelmilch.
- Vormittagssnack: Griechischer Joghurt mit einem Esslöffel Chiasamen und einem Schuss Honig.

- Mittagessen: Gegrillte Hähnchenbrust mit Quinoa und gedünsteten grünen Bohnen.
- Nachmittagssnack: Eine Handvoll gemischte Nüsse und getrocknete Aprikosen.
- Abendessen: Gebackener Lachs mit Süßkartoffelpüree und gerösteten Zucchini.
- Abendsnack: Apfelscheiben mit Mandelbutter.

Tag 2

- Frühstück: Haferflocken aus Mandelmilch, garniert mit Blaubeeren, Walnüssen und einer Prise Zimt.
- Vormittagssnack: Eine Banane und eine kleine Handvoll Sonnenblumenkerne.
- Mittagessen: Truthahn-Avocado-Sandwich auf Vollkornbrot mit Karottenstiften als Beilage.
- Nachmittagssnack: Hüttenkäse mit Ananasstücken.
- Abendessen: Gebratener Tofu mit braunem Reis und gedünstetem Brokkoli.
- Abendsnack: Kräutertee mit einer Scheibe Vollkorn-Bananenbrot.

Tag 3

- Frühstück: Smoothie mit griechischem Joghurt, Spinat, gefrorenen Beeren und einem Esslöffel Mandelbutter.
- Vormittagssnack: Vollkorncracker mit Hummus.
- Mittagessen: Gegrillter Fisch (z. B. Kabeljau oder Schellfisch) mit Couscous und geröstetem Spargel.
- Nachmittagssnack: Ein gekochtes Ei und eine Scheibe Vollkorntoast.

- Abendessen: Linsensuppe mit einer Beilage sautiertem Grünkohl und einer Scheibe Vollkornbrot.
- Abendsnack: Eine kleine Handvoll Studentenfutter (Nüsse und Trockenfrüchte).

Tag 4

- Frühstück: Omelett mit Tomatenwürfeln, Pilzen, und eine Prise fettarmer Käse; eine Scheibe Vollkorntoast.
- Vormittagssnack: Eine Birne und eine Handvoll Mandeln.
- Mittagessen: Quinoa-Salat mit gegrilltem Hähnchen, Avocado und gemischtem Gemüse, angemacht mit Olivenöl und Zitronensaft.
- Nachmittagssnack: Joghurt mit einem Teelöffel gemahlenen Leinsamen.
- Abendessen: Gebackene Hähnchenschenkel mit gerösteten Süßkartoffeln und gedünsteten Erbsen.
- Abendsnack: Eine Tasse warme Mandelmilch mit einer Prise Zimt.

Tag 5

- Frühstück: Vollkornpfannkuchen mit Mandelbutter und Bananenscheiben.
- Vormittagssnack: Ein hartgekochtes Ei und eine Handvoll Cashewnüsse.
- Mittagessen: Gegrillte Garnelen mit Wildreis und einer Beilage sautiertem Spinat.
- Nachmittagssnack: Ein Smoothie aus Mandelmilch, Mango und Chiasamen.

- Abendessen: Gebackene Putenfleischbällchen mit Vollkornspaghetti und leichter Tomatensauce.
- Abendsnack: Frische Erdbeeren mit einem Klecks griechischem Joghurt.

Tag 6
- Frühstück: Pochierte Eier auf Avocado-Toast (Vollkornbrot).
- Vormittagssnack: Eine kleine Handvoll Walnüsse und getrocknete Preiselbeeren.
- Mittagessen: Gebackener Lachssalat mit gemischtem Gemüse, Kirschtomaten und Olivenöl-Dressing.
- Nachmittagssnack: Eine Scheibe fettarmer Käse mit Vollkorncrackern.
- Abendessen: Gegrilltes Hähnchen mit Gerste und geröstetem Rosenkohl.
- Abendsnack: Kräutertee mit einer Scheibe Haferflockenriegel (hausgemacht oder zuckerarm).

Tag 7
- Frühstück: Smoothie-Bowl mit einer Mischung aus gefrorenen Bananen, Spinat und Mandelmilch, garniert mit Müsli und frischen Beeren.
- Vormittagssnack: Ein gekochtes Ei und ein Stück Vollkorntoast.
- Mittagessen: Thunfischsalat mit Olivenöl-Dressing, serviert mit Vollkorncrackern.
- Nachmittagssnack: Eine Handvoll Kürbiskerne und ein kleiner Apfel.
- Abendessen: Gebratenes Hähnchen mit Quinoa-Pilaw und einer Beilage aus sautierten grünen Bohnen.

- Abendsnack: Warmes, ungesüßtes Apfelmus, bestreut mit Zimt.

Zusätzliche Hinweise

- Portionsgrößen: Passen Sie die Portionsgrößen an den individuellen Kalorien- und Nährstoffbedarf an.
- Pankreasenzyme: Nehmen Sie Pankreasenzympräparate (falls verschrieben) zu Mahlzeiten und Snacks ein, um eine ordnungsgemäße Nährstoffaufnahme sicherzustellen.
- Flüssigkeitszufuhr: Nehmen Sie über den Tag verteilt reichlich Flüssigkeit zu sich, z. B. Wasser, Kräutertees oder klare Brühen.
- Anpassungen: Ersetzen Sie die Zutaten nach Bedarf, je nach Vorlieben, Ernährungseinschränkungen oder Verfügbarkeit.

Kapitel 8: Bewegung und körperliche Aktivität

Die Rolle von Bewegung bei der Behandlung von Bauchspeicheldrüsenkrebs

Bewegung spielt eine entscheidende Rolle für die Aufrechterhaltung des körperlichen und geistigen Wohlbefindens von Personen, bei denen Bauchspeicheldrüsenkrebs diagnostiziert wurde. Während Intensität und Art der körperlichen Betätigung je nach Krebsstadium, Behandlungsstatus und allgemeinem Gesundheitszustand variieren können, kann die Einbeziehung körperlicher Aktivität mehrere Vorteile bieten.

Vorteile körperlicher Aktivität

1. Verbessertes Energieniveau: Regelmäßige Bewegung hilft gegen Müdigkeit, eine häufige Nebenwirkung von Krebsbehandlungen wie Chemotherapie und Strahlentherapie.
2. Erhöhte Muskelkraft: Sport kann Muskelschwund (Kachexie) entgegenwirken und die funktionelle Kraft verbessern.

3. Unterstützung der Stimmung und der psychischen Gesundheit: Körperliche Aktivität setzt Endorphine frei und reduziert so Symptome von Angstzuständen und Depressionen.
4. Bessere Verdauung: Leichte Übungen wie Gehen können die Magen-Darm-Motilität fördern und Blähungen oder Beschwerden reduzieren.
5. Unterstützung der Immunfunktion: Moderate Bewegung kann die Effizienz des Immunsystems verbessern.
6. Knochengesundheit: Belastungsübungen helfen, den Verlust der Knochendichte zu bekämpfen, der durch Behandlung oder Unterernährung verursacht wird.
7. Verbesserte Durchblutung: Regelmäßige Aktivität beugt Blutgerinnseln vor, einem mit Bauchspeicheldrüsenkrebs verbundenen Risiko.

Arten körperlicher Aktivität

1. Aerobic-Übungen: Aktivitäten wie Wandern, Schwimmen oder Radfahren verbessern die Herz-Kreislauf-Gesundheit und Ausdauer.

- Empfohlen: 20–30 Minuten, 3–5 Mal pro Woche.
- Intensität an Toleranz anpassen; Auch langsames Gehen ist von Vorteil.

2. Krafttraining: Leichtes Krafttraining kann Muskelmasse erhalten oder wieder aufbauen.

- Beispiele: Körpergewichtsübungen, Widerstandsbänder oder leichte Gewichte.
- Häufigkeit: 2–3 Mal pro Woche mit einem Ruhetag dazwischen.

3. Flexibilität und Ausgeglichenheit: Dehnübungen verbessern die Beweglichkeit und verringern das Sturzrisiko.

- Yoga oder Pilates können Flexibilität mit Achtsamkeit verbinden.
- Dehnen Sie die wichtigsten Muskelgruppen täglich 10–15 Minuten lang.

4. Atemübungen: Kontrollierte Atemtechniken, oft Teil von Yoga oder Tai Chi, verbessern die Lungenfunktion und reduzieren Stress.

Entwerfen eines personalisierten Trainingsplans

1. Konsultieren Sie einen Arzt: Bevor Sie beginnen, besprechen Sie dies mit einem Onkologen oder Physiotherapeuten, um Sicherheit und Angemessenheit sicherzustellen.
2. Berücksichtigen Sie die Auswirkungen der Behandlung: Ändern Sie die Aktivitäten, um Ermüdung, Übelkeit oder Neuropathie, die durch die Behandlung verursacht werden, zu berücksichtigen.
3. Beginnen Sie langsam: Erhöhen Sie nach und nach die Intensität und Dauer der Übungen.

4. Hören Sie auf den Körper: Ruhen Sie sich bei Bedarf aus und vermeiden Sie extreme Müdigkeit oder Schmerzen.
5. Flüssigkeitszufuhr und Ernährung: Sorgen Sie für eine ausreichende Flüssigkeitsaufnahme und ausgewogene Mahlzeiten zur Unterstützung der körperlichen Aktivität.

Beispiel eines wöchentlichen Trainingsplans für Personen mit Bauchspeicheldrüsenkrebs

Tag 1: 20-minütiger leichter Spaziergang + 10 Minuten sanftes Dehnen.
Tag 2: 15 Minuten Yoga oder Tai Chi + Widerstandsbandübungen (Arme und Schultern).
Tag 3: Ruhe oder leichte Atemübungen.
Tag 4: 25 Minuten Schwimmen oder Radfahren in mäßigem Tempo.
Tag 5: 20-minütiger Spaziergang + Übungen zur Rumpfmuskulatur (z. B. Beinheben im Sitzen).
Tag 6: Dehnübungen + 10 Minuten Gleichgewichtsübungen.
Tag 7: Ruhe oder leichte körperliche Aktivität, wie Gartenarbeit oder langsames Gehen.

Sicherheitstipps für sportliche Betätigung während der Behandlung

1. Überwachen Sie die Symptome: Beenden Sie das Training, wenn Sie Schwindel, Atemnot oder Schmerzen verspüren.
2. Vermeiden Sie schweres Heben: Vor allem, wenn eine Operation oder eine fortgeschrittene Erkrankung die Bauchkraft beeinträchtigt hat.
3. Achten Sie auf Neuropathie: Tragen Sie unterstützendes Schuhwerk, um Stürzen vorzubeugen, wenn Sie Kribbeln oder Taubheitsgefühl verspüren.
4. Schützen Sie Operationsstellen: Vermeiden Sie Bewegungen, die die von der Operation betroffenen Bereiche belasten.

Durch die Integration maßgeschneiderter körperlicher Aktivität in den Alltag können Patienten ihre allgemeine Lebensqualität verbessern und ihre Fähigkeit verbessern, die körperlichen und emotionalen Herausforderungen von Bauchspeicheldrüsenkrebs zu bewältigen. Regelmäßige Kontrollen durch medizinisches Fachpersonal stellen sicher, dass diese Übungen während der gesamten Behandlung und Genesung sicher und wirksam bleiben.

Kapitel 9: Umgang mit emotionalen und psychologischen Auswirkungen

Die Diagnose und Behandlung von Bauchspeicheldrüsenkrebs geht über die körperliche Gesundheit hinaus; Die emotionalen und psychologischen Herausforderungen können tiefgreifend sein. Das Verständnis und die Berücksichtigung dieser Aspekte sind für eine ganzheitliche Pflege und das allgemeine Wohlbefinden von entscheidender Bedeutung. In den folgenden Abschnitten werden die emotionale Belastung, häufige psychologische Reaktionen und wirksame Strategien zum Aufbau von Resilienz und zur Suche nach Unterstützung untersucht.

Den emotionalen Tribut verstehen

Bauchspeicheldrüsenkrebs ist eine lebensverändernde Erkrankung, die oft eine Reihe intensiver Emotionen hervorruft. Die emotionalen Auswirkungen können auf verschiedene Faktoren zurückzuführen sein, darunter:

Unsicherheit:
- Die Komplexität der Behandlungsoptionen und möglichen Ergebnisse kann ein Gefühl der Unvorhersehbarkeit hervorrufen.

Kontrollverlust:
- Körperliche Veränderungen, medizinische Eingriffe und Störungen des täglichen Lebens können zu Gefühlen der Hilflosigkeit führen.

Änderungen in Rollen und Beziehungen:
- Veränderungen in den Verantwortlichkeiten und Dynamiken in persönlichen und beruflichen Beziehungen können schwierig zu bewältigen sein.

Finanzielle und logistische Belastungen:
- Kosten im Zusammenhang mit der Behandlung und Anpassungen der Arbeits- oder Lebensumstände können den emotionalen Stress verstärken.

Angst, Depression und Furcht

Emotionale Belastung äußert sich oft in Angstzuständen, Depressionen und Furcht. Das Verständnis dieser Reaktionen ist für die Implementierung wirksamer Bewältigungsmechanismen von entscheidender Bedeutung.

Angst:
- Angst kann aus Bedenken hinsichtlich des Fortschreitens der Krankheit, Nebenwirkungen der Behandlung oder zukünftigen Unsicherheiten entstehen. Zu den Symptomen können Ruhelosigkeit, Konzentrationsschwierigkeiten und körperliche Symptome wie schneller Herzschlag oder flache Atmung gehören.

Depression:
- Gefühle von Traurigkeit, Hoffnungslosigkeit oder mangelnder Motivation können auf eine Depression hinweisen. Es kann das tägliche Funktionieren beeinträchtigen und die Wirksamkeit von Bewältigungsstrategien verringern.

Furcht:
- Angst vor dem Unbekannten, möglichen Schmerzen oder Veränderungen
  Die Verbesserung der Lebensqualität ist eine natürliche Reaktion. Es kann auch zu Vermeidungsverhalten führen, wie z. B. dem Zögern, eine Behandlung oder Unterstützung in Anspruch zu nehmen.

Kumulativer Stress:
- Die Kombination aus körperlichen Symptomen, Behandlungsanforderungen und emotionalen Herausforderungen kann zu Burnout oder überwältigendem Stress führen, wenn nicht dagegen vorgegangen wird.

Aufbau von Resilienz und Positivität

Unter Resilienz versteht man die Fähigkeit, sich an Widrigkeiten anzupassen und das geistige Wohlbefinden aufrechtzuerhalten. Während emotionale Reaktionen auf Bauchspeicheldrüsenkrebs natürlich sind, können Strategien zum Aufbau der Widerstandsfähigkeit dabei helfen, diese Herausforderungen effektiv zu bewältigen.

Annahme:
- Das Erkennen von Emotionen und der Realität der Situation ist der erste Schritt zur proaktiven Bewältigung. Die Verleugnung oder Unterdrückung von Emotionen kann notwendige Maßnahmen verzögern.

Achtsamkeits- und Entspannungstechniken:
- Praktiken wie Meditation, tiefes Atmen und progressive Muskelentspannung können Ängste reduzieren und ein Gefühl der Ruhe fördern.

Konzentrieren Sie sich auf kleine Erfolge:
- Das Setzen überschaubarer Ziele, wie zum Beispiel das Absolvieren einer leichten Trainingsroutine oder die Ausübung eines Hobbys, kann das Selbstwertgefühl und die positive Einstellung steigern.

Aufrechterhaltung der Routine:
- Struktur und Vorhersehbarkeit in den täglichen Aktivitäten vermitteln ein Gefühl von Normalität und Kontrolle.

Professionelle Unterstützung:
- Auf Onkologie spezialisierte Psychologen, Berater oder Sozialarbeiter können Werkzeuge für den effektiven Umgang mit Emotionen anbieten. Kognitive Verhaltenstherapie (CBT) und andere evidenzbasierte Ansätze können besonders hilfreich sein.

Unterstützung finden: Familie, Freunde und Selbsthilfegruppen

Ein robustes Unterstützungssystem ist eine Schlüsselkomponente des emotionalen Wohlbefindens. Der Aufbau und die Pflege von Verbindungen zu anderen kann Trost, Ermutigung und praktische Hilfe bieten.

Familie und Freunde:
- Kommunikation: Das offene Besprechen von Emotionen, Bedürfnissen und Erwartungen fördert das Verständnis und stärkt die Beziehungen.
- Einbindung: Die Einbeziehung geliebter Menschen in Termine, Behandlungsplanung oder tägliche Routinen kann das Gefühl der Isolation verringern.

Selbsthilfegruppen:
- Geteilte Erfahrungen: Der Kontakt zu anderen, die vor ähnlichen Herausforderungen stehen, kann ein Gemeinschaftsgefühl und Bestätigung vermitteln.
- Pädagogischer Wert: Viele Gruppen bieten Einblicke in Bewältigungsstrategien, Behandlungsfortschritte und Ressourcen.
- Zugänglichkeit: Selbsthilfegruppen sind persönlich und online verfügbar, was sie zu einer flexiblen Option macht.

Community-Ressourcen:
- Organisationen, die sich der Krebsbehandlung widmen, bieten häufig emotionale

Unterstützungsdienste an, darunter Hotlines, Workshops und Peer-Beratung.
- Glaubensbasierte oder kulturelle Gruppen können ebenfalls Trost bieten, der auf persönlichen Werten basiert.

Gesundheitsteam:
- Onkologen, Krankenschwestern und Palliativpflegespezialisten können auf Bedenken eingehen und Ressourcen empfehlen, die auf die individuellen Bedürfnisse zugeschnitten sind.

Der Umgang mit den emotionalen und psychologischen Auswirkungen von Bauchspeicheldrüsenkrebs erfordert einen vielschichtigen Ansatz. Das Erkennen und Bewältigen der emotionalen Belastung, der Aufbau von Resilienz und die Nutzung von Unterstützungssystemen können die Lebensqualität erheblich verbessern. Emotionales Wohlbefinden ist ein wesentlicher Bestandteil einer umfassenden Krebsbehandlung, und seine Priorisierung ist für eine effektive Bewältigung der Reise von entscheidender Bedeutung.

Kapitel 10: Palliativpflege und Symptommanagement

Palliativpflege spielt eine wesentliche Rolle bei der Behandlung von Bauchspeicheldrüsenkrebs und konzentriert sich auf die Linderung der Symptome und die Verbesserung der Lebensqualität des Einzelnen in jedem Stadium der Krankheit. In diesem Kapitel werden der Umfang der Palliativpflege, Techniken zur Behandlung häufiger Symptome und Strategien zur Verbesserung des allgemeinen Wohlbefindens untersucht.

Die Rolle der Palliativversorgung in jeder Phase

Palliativpflege ist ein spezialisierter medizinischer Ansatz, der darauf abzielt, das Wohlbefinden zu verbessern und die mit schweren Krankheiten verbundenen physischen, emotionalen und psychischen Belastungen zu bewältigen. Sie ist nicht auf die Sterbebegleitung beschränkt und kann in kurative oder lebensverlängernde Behandlungen integriert werden.

Ziele der Palliativversorgung:
- Linderung von Symptomen wie Schmerzen, Übelkeit und Müdigkeit.

- Unterstützung für die emotionale und psychische Gesundheit.
- Unterstützung bei der Entscheidungsfindung bezüglich Behandlungsmöglichkeiten.
- Steigerung der Lebensqualität unabhängig vom Krankheitsstadium.

Palliative Care-Team:
- Zum Pflegeteam gehören häufig Ärzte, Krankenschwestern, Sozialarbeiter, Ernährungsberater und spirituelle Berater, die zusammenarbeiten, um auf unterschiedliche Bedürfnisse einzugehen.

Frühe Integration:
- Studien zeigen, dass die frühzeitige Einbeziehung der Palliativversorgung in den Behandlungsprozess zu einer besseren Symptomkontrolle, weniger Stress und besseren Ergebnissen führen kann.

Techniken zur Schmerzbehandlung

Schmerzen sind ein häufiges Symptom bei Bauchspeicheldrüsenkrebs aufgrund des Tumordrucks auf umliegende Organe oder einer Nervenbeteiligung. Eine wirksame Schmerzbehandlung erfordert einen maßgeschneiderten Ansatz.

Medikamente:
- Nicht-Opioide: Nichtsteroidale entzündungshemmende Medikamente (NSAIDs) und

Paracetamol werden bei leichten bis mittelschweren Schmerzen eingesetzt.
- Opioide: Bei mäßigen bis starken Schmerzen werden Medikamente wie Morphin oder Oxycodon verschrieben. Die Dosierungen werden sorgfältig angepasst, um Nebenwirkungen zu minimieren.
- Adjuvante Medikamente: Antidepressiva oder Antikonvulsiva können zur Behandlung von Nervenschmerzen (Neuropathie) eingesetzt werden.

Nervenblockaden:
- Bei Zöliakie-Plexus-Blockaden wird ein Anästhetikum oder eine Lösung auf Alkoholbasis in die Nähe der Nerven gespritzt, die den Schmerz von der Bauchspeicheldrüse übertragen, was in manchen Fällen zu einer deutlichen Linderung führt.

Strahlentherapie:
- Durch gezielte Bestrahlung können Tumore schrumpfen, was Schmerzen verursacht, und den Druck auf umliegendes Gewebe verringern.

Nicht-pharmakologische Techniken:
- Physiotherapie: Sanfte Übungen und Dehnübungen können Muskelverspannungen reduzieren, die zu Schmerzen führen.
- Ergänzende Therapien: Akupunktur, Massage und Entspannungstechniken wie Yoga oder Achtsamkeitsmeditation können zusätzliche Linderung verschaffen.

Umgang mit Müdigkeit, Übelkeit und Verdauungsproblemen

Der effektive Umgang mit häufigen Symptomen ist ein zentraler Bestandteil der Palliativversorgung.

Ermüdung:
- Energieeinsparung: Priorisieren Sie Aktivitäten, ruhen Sie sich zwischen den Aufgaben aus und delegieren Sie nach Möglichkeit Verantwortlichkeiten.
- Behandeln Sie die zugrunde liegenden Ursachen: Müdigkeit kann auf Anämie, schlechte Ernährung oder Nebenwirkungen der Behandlung zurückzuführen sein. Die Behandlung dieser zugrunde liegenden Probleme kann helfen, Erschöpfung zu lindern.
- Bewegung: Leichte körperliche Aktivität wie Gehen kann das Energieniveau steigern und Müdigkeit reduzieren.

Übelkeit und Erbrechen:
- Medikamente: Medikamente gegen Übelkeit (Antiemetika) wie Ondansetron oder Metoclopramid werden häufig zur Kontrolle der Symptome eingesetzt.
- Ernährungsumstellungen: Kleine, häufige Mahlzeiten und die Vermeidung starker Gerüche oder fettiger Lebensmittel können die Auslöser von Übelkeit reduzieren.

- Flüssigkeitszufuhr: Die Aufrechterhaltung der Flüssigkeitsaufnahme trägt dazu bei, einer durch Erbrechen verursachten Dehydrierung vorzubeugen.

Verdauungsprobleme:
- Malabsorption: Eine Pankreasenzymersatztherapie (PERT) kann die Verdauung und Nährstoffaufnahme verbessern.
- Durchfall: Durchfallmedikamente wie Loperamid und Ernährungsumstellungen können die Symptome lindern.
- Verstopfung: Ausreichende Flüssigkeitszufuhr, Ballaststoffe und Stuhlweichmacher können helfen, Verstopfung zu lindern, die durch Opioidkonsum verschlimmert werden kann.

Verbesserung der Lebensqualität

Palliativpflege geht über die Symptomkontrolle hinaus und befasst sich mit den umfassenderen Aspekten des Wohlbefindens, um die allgemeine Lebensqualität zu verbessern.

Emotionale und psychologische Unterstützung:
- Der Zugang zu Beratung oder Therapie kann Menschen dabei helfen, mit den emotionalen Herausforderungen des Lebens mit Bauchspeicheldrüsenkrebs umzugehen.
- Stressreduzierende Techniken wie Achtsamkeit oder Kunsttherapie können emotionale Linderung bewirken.

Ernährungsunterstützung:
- Maßgeschneiderte Ernährungspläne, die sich auf nährstoffreiche, leicht verdauliche Lebensmittel konzentrieren, können die Kraft und die allgemeine Gesundheit verbessern.
- Ein registrierter Ernährungsberater kann Ratschläge zum Umgang mit Appetitveränderungen und zur Deckung des Kalorienbedarfs geben.

Soziale Unterstützung:
- Die Aufrechterhaltung der Verbindung zu Familie und Freunden verleiht emotionale Stärke und verringert das Gefühl der Isolation.
- Selbsthilfegruppen oder Community-Ressourcen können ein Gefühl des gemeinsamen Verständnisses und der Kameradschaft schaffen.

Spirituelle und existenzielle Betreuung:
- Das Ansprechen spiritueller Bedürfnisse, sei es durch religiöse Praktiken oder persönliche Reflexion, kann Trost und Sinn bringen.
- Zu den Palliativpflegeteams gehören häufig Seelsorger oder Seelsorger, die ihnen Orientierung geben.

Pflegekoordination:
- Palliativmediziner arbeiten mit Onkologen und anderen medizinischen Fachkräften zusammen, um eine nahtlose Integration des Symptommanagements in die laufenden Behandlungen sicherzustellen.

Palliativpflege und Symptommanagement sind integrale Bestandteile einer umfassenden Versorgung bei Bauchspeicheldrüsenkrebs. Durch die Behandlung körperlicher Symptome, emotionaler Herausforderungen und Bedenken hinsichtlich der Lebensqualität gewährleistet die Palliativpflege einen ganzheitlichen Behandlungsansatz, bei dem Komfort und Würde in jedem Stadium der Krankheit im Vordergrund stehen. Eine frühzeitige Integration und effektive Kommunikation mit dem Pflegeteam können das Wohlbefinden und die Gesamtergebnisse deutlich verbessern.

Teil 4: Navigieren auf dem Weg nach der Diagnose

Kapitel 11: Aufbau Ihres Gesundheitsteams

Ein multidisziplinäres Gesundheitsteam ist bei der Behandlung von Bauchspeicheldrüsenkrebs von entscheidender Bedeutung, da es sicherstellt, dass alle Aspekte der Pflege – medizinische, physische, emotionale und logistische – berücksichtigt werden. Um die Pflege und die Ergebnisse zu optimieren, ist es von entscheidender Bedeutung, die Rollen wichtiger Fachkräfte zu verstehen, zu wissen, welche Fragen man stellen muss, und sich für die eigenen Bedürfnisse einzusetzen.

Rollen von Onkologen, Chirurgen und Spezialisten

Eine wirksame Behandlung von Bauchspeicheldrüsenkrebs erfordert oft die Zusammenarbeit mehrerer medizinischer Fachkräfte, die jeweils ihr Fachwissen einbringen.

Onkologen:
- Medizinische Onkologen: Konzentrieren Sie sich auf systemische Behandlungen wie Chemotherapie, gezielte Therapie oder Immuntherapie. Sie koordinieren Behandlungspläne und überwachen die Wirksamkeit der Behandlung.

- Strahlenonkologen: Spezialisiert auf den Einsatz von Strahlentherapie zur Verkleinerung von Tumoren oder zur Behandlung von Symptomen wie Schmerzen.
- Rolle bei der Nachsorge: Onkologen spielen eine zentrale Rolle bei der langfristigen Behandlung, einschließlich der Überwachung auf Rückfälle oder Nebenwirkungen.

Chirurgen:
- Chirurgische Onkologen: Spezialisieren sich auf Operationen wie das Whipple-Verfahren, die distale Pankreatektomie oder die totale Pankreatektomie, wenn eine Operation in Frage kommt.
- Rolle bei der Diagnose: Chirurgen können auch Biopsien oder explorative Operationen durchführen, um die Diagnose oder das Stadieneinteilung zu unterstützen.

Gastroenterologen:
- Experten für Verdauungsgesundheit, die sich mit Komplikationen wie Malabsorption, Gelbsucht oder Gallengangsobstruktion befassen. Sie können Stents platzieren oder Verfahren wie die endoskopische retrograde Cholangiopankreatikographie (ERCP) durchführen.

Palliativmedizinische Fachkräfte:
- Konzentrieren Sie sich in jedem Stadium der Krankheit auf die Symptombehandlung, einschließlich Schmerzlinderung, Müdigkeit und psychologische Unterstützung.

Ernährungsberater:
- Bieten Sie Beratung zu einer auf Bauchspeicheldrüsenkrebs zugeschnittenen Ernährung, die auf Gewichtsverlust, Malabsorption und Energiebedarf abzielt.

Krankenschwestern und Pflegenavigatoren:
- Koordinierung der Pflege, Aufklärung über Behandlungen, und bieten praktische Unterstützung bei medizinischen Terminen und Eingriffen.

Psychologen und Sozialarbeiter:
- Bewältigen Sie emotionale, psychologische und soziale Herausforderungen und helfen Sie bei der Bewältigung der logistischen und finanziellen Aspekte der Pflege.

Genetische Berater:
- Bewerten Sie genetische Veranlagungen, die die Behandlungsoptionen oder die Notwendigkeit eines Familienscreenings beeinflussen können.

Apotheker:
- Helfen Sie bei der Verwaltung von Medikamenten, einschließlich Chemotherapeutika, Schmerzmitteln und Nahrungsergänzungsmitteln, und überwachen Sie gleichzeitig mögliche Wechselwirkungen.

Fragen, die Sie Ihrem Arzt stellen sollten

Eine offene und klare Kommunikation mit dem Gesundheitsteam ist für eine fundierte Entscheidungsfindung unerlässlich. Im Rahmen von Beratungsgesprächen sind folgende Kernfragen zu berücksichtigen:

Über die Diagnose:
- Welche Art von Bauchspeicheldrüsenkrebs habe ich und in welchem Stadium befindet er sich?
- Gibt es Biomarker oder Gentests, die als Leitfaden für die Behandlung dienen könnten?

Über Behandlungsmöglichkeiten:
- Welche Behandlungen werden empfohlen und welche? ihre Ziele (kurativ, palliativ oder Symptommanagement)?
- Was sind die potenziellen Vorteile und Risiken jeder Behandlungsoption?
- Gibt es klinische Studien?

Über Nebenwirkungen und Management:
- Mit welchen Nebenwirkungen muss ich rechnen und wie können diese behandelt werden?
- Wie wirken sich Behandlungen auf mein tägliches Leben aus, einschließlich Arbeit, Bewegung und soziale Aktivitäten?

Über das Pflegeteam:
- Wer koordiniert meine Pflege und wie kann ich sie im

Notfall erreichen?
- Benötige ich Überweisungen zu weiteren Spezialisten oder Diensten?

Über Support-Services:
- Gibt es Ressourcen für emotionale oder psychologische Unterstützung?
- Welche Ernährungsberatung wird empfohlen?

Über den langfristigen Ausblick:
- Welche Nachsorge ist nach der Behandlung erforderlich?
- Wie wird ein Wiederauftreten oder Fortschreiten überwacht?

Für Ihre Bedürfnisse eintreten

Interessenvertretung ist eine wesentliche Fähigkeit, um sicherzustellen, dass die medizinische Versorgung mit persönlichen Vorlieben, Werten und Zielen übereinstimmt. Hier sind Strategien, um sich effektiv für Bedürfnisse einzusetzen:

Sich weiterbilden:
- Bleiben Sie über Bauchspeicheldrüsenkrebs, seine Behandlungen und neue Fortschritte auf dem Laufenden. Zu den zuverlässigen Ressourcen gehören peer-reviewte Fachzeitschriften, Krebsorganisationen und Patientenvertretungen.

Vorbereitung auf Termine:
- Erstellen Sie vor Terminen eine Liste mit Fragen oder Bedenken. Das Mitbringen eines Notebooks oder die Verwendung eines Smartphones zum Aufzeichnen von Diskussionen kann bei der Speicherung komplexer Informationen hilfreich sein.

Andere einbeziehen:
- Beauftragen Sie einen vertrauenswürdigen Freund oder ein Familienmitglied mit der Teilnahme an Terminen als Anwalt. Sie können sich Notizen machen, zusätzliche Fragen stellen und Unterstützung leisten.

Klar kommunizieren:
- Äußern Sie Ihre Vorlieben und Bedenken offen, sei es zu Behandlungsoptionen, Nebenwirkungen oder logistischen Herausforderungen. Gesundheitsdienstleister sind auf eine klare Kommunikation angewiesen, um die Pflege effektiv anzupassen.

Zweitmeinungen einholen:
- Es ist akzeptabel und wird oft ermutigt, einen zu suchen Zweitmeinung einzuholen, insbesondere wenn es um wichtige Entscheidungen wie eine Operation oder die Aufnahme in klinische Studien geht.

Ressourcen nutzen:
- In vielen Krankenhäusern und Krebszentren gibt es

Patientenvertreter, Pflegeberater oder Sozialarbeiter, die bei der Lösung von Problemen, beim Zugriff auf Ressourcen oder bei der Versicherung helfen können.

Aufzeichnungen pflegen:
- Führen Sie eine organisierte Aufzeichnung der Krankengeschichte, Testergebnisse, Behandlungspläne und Medikamentenlisten. Dies ermöglicht eine reibungslose Kommunikation über mehrere Anbieter hinweg.

Der Aufbau eines umfassenden Gesundheitsteams und die aktive Beteiligung an der Pflege sind grundlegende Bestandteile einer wirksamen Behandlung von Bauchspeicheldrüsenkrebs. Jedes Mitglied des Teams bringt Fachwissen mit und trägt so zu einem umfassenden Behandlungsansatz bei. Durch das Stellen der richtigen Fragen, das Eintreten für Bedürfnisse und die Förderung von Kooperationsbeziehungen können Einzelpersonen sicherstellen, dass sie eine personalisierte, qualitativ hochwertige Betreuung erhalten, die ihren Zielen und Umständen entspricht.

Kapitel 12: Praktische Überlegungen

Eine wirksame Behandlung von Bauchspeicheldrüsenkrebs geht über die medizinische Behandlung hinaus und umfasst finanzielle, rechtliche und Lebensstilanpassungen. Die proaktive Auseinandersetzung mit diesen praktischen Aspekten kann dazu beitragen, Stress abzubauen und ein reibungsloseres Pflegeerlebnis zu gewährleisten. In diesem Kapitel werden Versicherungs- und Finanzaspekte, die Anpassung an Veränderungen im täglichen Leben und die Planung zukünftiger Pflege- und Rechtsangelegenheiten untersucht.

Versicherungen und finanzielle Unterstützung verstehen

Die Krebsbehandlung kann finanziell belastend sein und Kosten für Diagnose, Behandlung, Medikamente und unterstützende Pflege mit sich bringen. Das Verstehen der Versicherungsoptionen und die Suche nach finanzieller Unterstützung können diese Herausforderungen mildern.

Krankenversicherungsschutz:
- Sehen Sie sich die Details der Police an, um zu verstehen, was abgedeckt ist, einschließlich diagnostischer Tests, Behandlungen (Chemotherapie,

Bestrahlung, Operation), Medikamente und Nachsorge.
- Bestimmen Sie Eigenbeteiligungen wie Zuzahlungen, Selbstbehalte und Höchstgrenzen für Eigenbeteiligungen.

Vorautorisierung und Empfehlungen:
- Einige Versicherungspläne erfordern eine vorherige Genehmigung für Behandlungen oder Überweisungen an Fachärzte. Es ist wichtig, sicherzustellen, dass diese Schritte abgeschlossen werden, um Verzögerungen oder abgelehnte Ansprüche zu vermeiden.

Finanzielle Hilfsprogramme:
- In vielen Krankenhäusern und Krebszentren gibt es Finanzberater, die bei der Festlegung von Zahlungsplänen, Rabatten oder Wohltätigkeitsprogrammen behilflich sein können.
- Organisationen wie das Pancreatic Cancer Action Network, die American Cancer Society und CancerCare bieten Ressourcen und Zuschüsse zur Deckung behandlungsbedingter Ausgaben an.

Staatliche Unterstützung:
- Programme wie Medicaid, Medicare oder die Sozialversicherungs-Invaliditätsversicherung (Social Security Disability Insurance, SSDI) bieten möglicherweise Unterstützung für berechtigte Personen.

- Für Personen mit begrenztem Einkommen und begrenzten Mitteln ist möglicherweise ein zusätzliches Sicherheitseinkommen (Supplemental Security Income, SSI) verfügbar.

Unerwartete Kosten verwalten:
- Berücksichtigen Sie Transportkosten, Unterbringung (für Behandlungen in entfernten Zentren) und Pflegekosten in Ihren Budgetplänen.
- Gemeinnützige Organisationen leisten häufig Reise- und Unterbringungshilfe für Krebspatienten.

Anpassungen von Arbeit, Familie und Lebensstil

Die Behandlung von Bauchspeicheldrüsenkrebs erfordert häufig Veränderungen im Berufs- und Familienleben sowie Anpassungen der täglichen Routinen.

Überlegungen zum Arbeitsplatz:
- Krankenurlaub: Informieren Sie sich über die Rechte gemäß Gesetzen wie dem Family and Medical Leave Act (FMLA), der berechtigten Mitarbeitern unbezahlten, arbeitsplatzgeschützten Urlaub gewährt.
- Unterbringung am Arbeitsplatz: Flexible Zeitpläne, verkürzte Arbeitszeiten oder Möglichkeiten zur Fernarbeit können dazu beitragen, Behandlung und Beschäftigung in Einklang zu bringen.
- Invaliditätsleistungen: Eine kurz- oder langfristige Invaliditätsversicherung kann einen

Einkommensersatz bieten, wenn die Arbeit vorübergehend oder dauerhaft beeinträchtigt ist.

Familienrollen und Verantwortlichkeiten:
- Anpassungen der Haushaltsrollen können erforderlich sein, um körperlichen Einschränkungen oder Behandlungsplänen Rechnung zu tragen.
- Eine klare Kommunikation zwischen Familienmitgliedern über Bedürfnisse und Erwartungen kann Stress minimieren und die Teamarbeit fördern.

Änderungen des Lebensstils:
- Energiemanagement: Integrieren Sie Ruhezeiten in den Tagesablauf, um Müdigkeit effektiv zu bewältigen.
- Ernährungsumstellungen: Befolgen Sie einen Ernährungsplan, der auf die Behandlung von Bauchspeicheldrüsenkrebs zugeschnitten ist, wie in Kapitel 7 beschrieben.
- Körperliche Aktivität: Machen Sie leichte Übungen wie Gehen oder Yoga, um die körperliche Stärke zu erhalten und Stress abzubauen.

Kinderbetreuung und Pflegebedürftiger:
- Für Menschen mit Kindern oder Angehörigen kann die Planung einer Betreuungsunterstützung die emotionale und logistische Belastung verringern.
- Entdecken Sie Ressourcen für vorübergehende oder langfristige Pflegeunterstützung durch Gemeinschaftsorganisationen oder soziale Dienste.

Vorausplanung der Pflege und rechtliche Überlegungen

Eine vorausschauende Pflegeplanung stellt sicher, dass medizinische und persönliche Präferenzen berücksichtigt werden, während die rechtliche Vorbereitung den Familien und Betreuern Sicherheit und Klarheit bietet.

Patientenverfügungen:
- Patientenverfügung: Dokumentiert Präferenzen für medizinische Versorgung, einschließlich Wiederbelebung, lebenserhaltende Maßnahmen und andere Interventionen.
- Dauerhafte Vollmacht für das Gesundheitswesen: Ernennt eine vertrauenswürdige Person, die medizinische Entscheidungen trifft, wenn diese dazu nicht in der Lage ist.

Finanzielle und rechtliche Dokumente:
- Dauerhafte Vollmacht für Finanzen: Ermächtigt Jemand, der sich um finanzielle Angelegenheiten kümmert, einschließlich der Bezahlung von Rechnungen und der Bearbeitung von Versicherungsansprüchen.
- Testaments- und Nachlassplanung: Stellt sicher, dass das persönliche Vermögen nach den eigenen Wünschen verteilt wird und minimiert Streitigkeiten.

Präferenzen für Palliativ- und Hospizpflege:
- Machen Sie bei Bedarf klare Angaben zu den

Präferenzen für Palliativpflege oder Hospizpflege, einschließlich der Standorte (Zuhause, Hospizeinrichtung, Krankenhaus).

Wichtige Dokumente organisieren:
- Erstellen und speichern Sie Krankenakten, Versicherungspolicen, Patientenverfügungen und Rechtsdokumente an einem sicheren und zugänglichen Ort.
- Teilen Sie den Standort und die Details mit vertrauenswürdigen Familienmitgliedern oder gesetzlichen Vertretern.

Zugriff auf rechtliche Ressourcen:
- Lassen Sie sich von Anwälten oder gemeinnützigen Organisationen beraten, die auf Gesundheitsrecht und krebsbezogene Rechtsfragen spezialisiert sind.
- Viele Krankenhäuser bieten Patienten und ihren Familien Zugang zu Rechtshilfediensten.

Praktische Überlegungen wie die Bewältigung finanzieller Herausforderungen, die Anpassung an Änderungen des Lebensstils und die Vorbereitung auf die zukünftige Behandlung sind integraler Bestandteil einer umfassenden Krebsbehandlung. Die systematische und proaktive Behandlung dieser Aspekte kann Stress reduzieren, Stabilität fördern und sicherstellen, dass medizinische und persönliche Prioritäten während der gesamten Reise respektiert werden. Diese Schritte bilden die Grundlage dafür, dass Sie sich mit mehr Selbstvertrauen und Seelenfrieden auf die Behandlung und Ihr Wohlbefinden konzentrieren können.

Kapitel 13: Informiert und proaktiv bleiben

Eine wirksame Nachbehandlung von Bauchspeicheldrüsenkrebs erfordert ständige Wachsamkeit, klare Kommunikation mit Gesundheitsdienstleistern und die ständige Information über neue Forschungs- und Behandlungsmöglichkeiten. In diesem Kapitel werden wesentliche Praktiken zur Gesundheitsüberwachung, Symptomverfolgung und zur Aktualisierung des wissenschaftlichen Fortschritts beschrieben, um eine proaktive und informierte Pflege sicherzustellen.

Überwachung Ihrer Gesundheit nach der Behandlung

Nach der Behandlung ist eine regelmäßige Überwachung von entscheidender Bedeutung, um ein mögliches Wiederauftreten zu erkennen, Spätfolgen der Therapie zu bewältigen und die allgemeine Gesundheit zu erhalten.

Geplante Nachuntersuchungen:
- Häufigkeit: Nachsorgepläne werden in der Regel vom Gesundheitsteam auf der Grundlage der Art der erhaltenen Behandlung und des Gesundheitszustands der Person festgelegt. Die Termine können zunächst

alle 3 bis 6 Monate und im Laufe der Zeit jährliche Besuche umfassen.
- Beurteilungen: Nachuntersuchungen können körperliche Untersuchungen, bildgebende Untersuchungen (CT-, MRT- oder PET-Scans) und Labortests (z. B. Tumormarker wie CA 19-9) umfassen, um ein Wiederauftreten zu überwachen.
- Koordination: Stellen Sie sicher, dass alle relevanten Spezialisten – Onkologen, Gastroenterologen und Hausärzte – in die Nachsorge einbezogen werden.

Umgang mit langfristigen Nebenwirkungen:
- Behandeln Sie anhaltende oder spät einsetzende Nebenwirkungen der Behandlung, wie Müdigkeit, Neuropathie, Verdauungsprobleme oder hormonelle Ungleichgewichte.
- Bei Patienten, die sich chirurgischen Eingriffen unterzogen haben, die die Funktion der Bauchspeicheldrüse beeinträchtigen, kann eine Pankreasenzymersatztherapie (PERT) oder eine Insulintherapie erforderlich sein.

Vorbeugende Gesundheit:
- Konzentrieren Sie sich auf die allgemeine Erhaltung der Gesundheit, einschließlich der Behandlung von Begleiterkrankungen wie Diabetes oder Herz-Kreislauf-Erkrankungen.
- Regelmäßige Untersuchungen auf andere Krebsarten oder Erkrankungen anhand individueller Risikofaktoren sind unerlässlich.

Verfolgen von Symptomen und Melden von Änderungen

Eine proaktive Symptomverfolgung und die rechtzeitige Meldung von Bedenken können die Früherkennung von Komplikationen oder Wiederauftreten erleichtern und so ein sofortiges Eingreifen ermöglichen.

Häufige zu überwachende Symptome:
- Verdauungsprobleme: Neue oder sich verschlimmernde Übelkeit, Erbrechen, Durchfall oder Gelbsucht können auf Komplikationen oder ein Fortschreiten der Krankheit hinweisen.
- Unerklärliche Schmerzen: Bauch- oder Rückenschmerzen können ein Zeichen für ein Wiederauftreten oder andere Erkrankungen sein, die ärztliche Hilfe erfordern.
- Gewichtsveränderungen: Plötzlicher, unbeabsichtigter Gewichtsverlust kann auf eine Malabsorption, Stoffwechselveränderungen oder ein Wiederauftreten der Krankheit hinweisen.

Aufzeichnungen führen:
- Führen Sie ein detailliertes Symptomtagebuch, in dem Sie Art, Häufigkeit und Schwere der Symptome notieren. Beziehen Sie alle potenziellen Auslöser oder Muster mit ein.
- Dokumentieren Sie Nahrungsaufnahme, Medikamenteneinnahme und Energieniveaus, um

Trends zu erkennen, die möglicherweise eine ärztliche Behandlung erfordern.

Kommunikation mit Gesundheitsdienstleistern:
- Melden Sie neue oder besorgniserregende Symptome umgehend, auch zwischen geplanten Besuchen. Eine frühzeitige Intervention kann Komplikationen verhindern und die Ergebnisse verbessern.
- Nutzen Sie Patientenportale oder den direkten Kontakt mit Pflegeteams, um die Kommunikation zu optimieren.

Bleiben Sie über neue Forschungsergebnisse auf dem Laufenden

Kontinuierliche Fortschritte in der Bauchspeicheldrüsenkrebsforschung könnten den Zugang zu verbesserten Behandlungen, neuen Therapien und innovativen Behandlungsansätzen ermöglichen.

Quellen für zuverlässige Informationen:
- Wissenschaftliche Fachzeitschriften: Von Experten begutachtete Veröffentlichungen bieten die glaubwürdigsten und detailliertesten Informationen über neue Erkenntnisse in der Krebsbehandlung.
- Medizinische Einrichtungen und Krebszentren: Führende Institutionen wie das National Cancer Institute (NCI), die American Society of Clinical Oncology (ASCO) und das Pancreatic Cancer Action

Network veröffentlichen regelmäßig Updates zu Forschung und klinischen Studien.
- Konferenzen und Webinare: Von Fachgesellschaften organisierte Veranstaltungen sind hervorragende Plattformen, um sich über aktuelle Entwicklungen zu informieren.

Teilnahme an klinischen Studien:
- Informieren Sie sich über die Eignung für klinische Studien zur Untersuchung neuartiger Behandlungen, wie z. B. gezielter Therapie, Immuntherapie oder Kombinationstherapien.
- Studien bieten Zugang zu experimentellen Therapien und tragen gleichzeitig zum Fortschritt der Wissenschaft bei.

Neue Forschungsbereiche:
- Genom- und Biomarkerstudien: Fortschritte in der genetischen Profilierung ebnen den Weg für die personalisierte Medizin und ermöglichen Behandlungen, die auf spezifische Tumormerkmale zugeschnitten sind.
- Immuntherapie: Die fortgesetzte Forschung zu Immun-Checkpoint-Inhibitoren und anderen Immuntherapien verspricht eine Erweiterung der Behandlungsmöglichkeiten.
- Früherkennungstechniken: Die Entwicklung von Biomarkern und Bildgebungstools zielt darauf ab, die Frühdiagnose und Intervention zu verbessern.

Zusammenarbeit mit Interessenvertretungs- und Unterstützungsorganisationen:
- Organisationen, die sich auf die Bauchspeicheldrüsenkrebsforschung konzentrieren, bieten häufig Newsletter, Webinare und Updates an, um Patienten und Familien auf dem Laufenden zu halten.
- Interessengruppen erleichtern auch den Kontakt zu Experten und Ressourcen für die Behandlungs- und Überlebensstrategie.

Eine informierte und proaktive Nachbehandlung ist ein Eckpfeiler der langfristigen Behandlung von Bauchspeicheldrüsenkrebs. Regelmäßige Überwachung, sorgfältige Symptomverfolgung und Kenntnis neuer Forschungsergebnisse stellen sicher, dass Einzelpersonen weiterhin in der Lage sind, gesundheitliche Veränderungen anzugehen und Fortschritte in der Pflege zu nutzen. Die Zusammenarbeit mit Gesundheitsdienstleistern und der Zugang zu zuverlässigen Informationen sind der Schlüssel zur Bewältigung dieser sich entwickelnden Landschaft und zur Optimierung der Gesundheitsergebnisse.

Teil 5: Ressourcen und Inspiration

Kapitel 14: Echte Geschichten, echte Stärke

Während Bauchspeicheldrüsenkrebs große Herausforderungen mit sich bringt, bieten die Erfahrungen derjenigen, die diesen Weg beschritten haben, wertvolle Lehren in Bezug auf Widerstandsfähigkeit und Anpassung. Sowohl Überlebende als auch Betreuer geben Einblicke in die Überwindung von Schwierigkeiten und das Finden von Stärke im Angesicht von Widrigkeiten. In diesem Kapitel werden anschauliche Berichte hervorgehoben, um Licht auf diese Erfahrungen zu werfen und anderen als Inspiration und Leitfaden zu dienen.

Berichte von Überlebenden von Bauchspeicheldrüsenkrebs

1. Navigieren in komplexen Behandlungen

Ein Überlebender, ein pensionierter Lehrer, erzählte, wie die Früherkennung während einer routinemäßigen medizinischen Untersuchung zu einem erfolgreichen Whipple-Eingriff führte. Die Genesung war mühsam und erforderte Ernährungsumstellungen und den Umgang mit Müdigkeit, aber mit der Unterstützung ihres Pflegeteams und der Einhaltung der postoperativen Empfehlungen konnte sie wieder einen aktiven Lebensstil führen. Ihre Erfahrung unterstreicht die Bedeutung einer rechtzeitigen medizinischen Versorgung und eines proaktiven Gesundheitsansatzes.

2. Bewältigung langfristiger Auswirkungen
Ein junger Berufstätiger, bei dem die Diagnose in einem fortgeschrittenen Stadium gestellt wurde, unterzog sich einer Chemotherapie und nahm an einer klinischen Studie zur gezielten Therapie teil. Obwohl Nebenwirkungen wie Neuropathie und Gewichtsverlust eine Herausforderung darstellten, halfen ihm regelmäßige Konsultationen mit Ernährungsberatern und Physiotherapeuten, wieder zu Kräften zu kommen. Seine Geschichte beleuchtet die Rolle der unterstützenden Pflege bei der Verbesserung der Lebensqualität während und nach der Behandlung.

3. Einen neuen Zweck finden
Ein pensionierter Ingenieur, der durch Operation und Chemotherapie eine Remission erreichte, konzentrierte sich darauf, das Bewusstsein für Bauchspeicheldrüsenkrebs zu schärfen. Seine Interessenvertretung umfasste Reden bei Gemeindeveranstaltungen und die Unterstützung anderer durch Patientennetzwerke. Er betonte den therapeutischen Wert der Kanalisierung von Energie für sinnvolle Zwecke.

Überlebende von Bauchspeicheldrüsenkrebs sind ein Beispiel für Entschlossenheit und Anpassungsfähigkeit. Ihre Erfahrungen verdeutlichen oft die Bedeutung umfassender Betreuung, frühzeitiger Intervention und einer proaktiven Denkweise.

Navigieren durch Diagnose und Behandlung:
- Viele Überlebende betonen den Wert einer frühen und genauen Diagnose für die Gestaltung der Behandlungsergebnisse.
- Die Rolle multidisziplinärer Pflegeteams, zu denen Chirurgen, Onkologen, Ernährungsberater und Fachkräfte für psychische Gesundheit gehören, wird stets als entscheidend anerkannt.
- Überlebende verdanken ihre erfolgreiche Bewältigung der Krankheit oft maßgeschneiderten Behandlungsplänen, einschließlich einer Kombination aus Operation, Chemotherapie und Änderungen des Lebensstils.

Anpassung an Änderungen des Lebensstils:
- Nach der Behandlung weisen Überlebende häufig darauf hin
Wichtigkeit fortlaufender Ernährungsumstellungen, der Anwendung einer Pankreasenzymersatztherapie (PERT) und der Behandlung langfristiger Nebenwirkungen wie Müdigkeit oder Neuropathie.
- Die Aufrechterhaltung körperlicher Aktivität, auch bei reduzierter Intensität, wird häufig als eine Möglichkeit zur Verbesserung des Energieniveaus und des emotionalen Wohlbefindens genannt.

Resilienz in Herausforderungen finden:
- Überlebende berichten oft, dass der Aufbau eines starken Unterstützungssystems aus Familie, Freunden und Gesundheitsdienstleistern eine entscheidende Rolle auf ihrem Weg gespielt habe.

- Viele diskutieren, wie die Zusammenarbeit mit Selbsthilfegruppen, Interessenvertretungen oder Beratung ihnen geholfen hat, mit den psychologischen Herausforderungen einer Krebsdiagnose umzugehen.

Von Betreuern gelernte Erkenntnisse

1. Pflege und Unterstützung in Einklang bringen

Eine Pflegekraft, die ihren Ehepartner bei Bauchspeicheldrüsenkrebs im Spätstadium unterstützte, erzählte, wie sie Termine, Symptommanagement und Haushaltspflichten unter einen Hut brachte. Sie betonte, wie wichtig es sei, einen strukturierten Zeitplan zu erstellen und bei Bedarf die Hilfe von Verwandten und Freunden in Anspruch zu nehmen. Ihre Geschichte verdeutlicht die Bedeutung gemeinsamer Verantwortung in der Pflege.

2. Für eine bessere Pflege eintreten

Der Sohn eines Patienten mit Bauchspeicheldrüsenkrebs spielte eine Schlüsselrolle bei der Erforschung von Behandlungsmöglichkeiten, der Einholung von Zweitmeinungen und der Koordination mit Spezialisten. Seine Beharrlichkeit sicherte den Zugang zu einer klinischen Studie, die die Lebensqualität seiner Eltern verbesserte. Dieser Fall unterstreicht die entscheidende Rolle informierter Interessenvertretung in der Krebsbehandlung.

3. Umgang mit emotionaler Belastung

Eine Betreuerin, die ihr Geschwisterkind während der Behandlung unterstützte, berichtete von der emotionalen

Belastung durch das Erlebnis. Regelmäßige Beratungsgespräche und die Teilnahme an einer Selbsthilfegruppe für Pflegekräfte halfen ihr, mit Stress und Trauer umzugehen. Ihre Reise unterstreicht die Bedeutung von Selbstfürsorge und emotionaler Unterstützung für Pflegekräfte.

Betreuer leisten während der gesamten Krebserkrankung unschätzbare Unterstützung und bewältigen häufig logistische, emotionale und körperliche Anforderungen. Ihre Erkenntnisse geben Aufschluss darüber, wie eine wirksame und mitfühlende Pflege gewährleistet werden kann.

Anpassung an die Pflegerolle:
- Betreuer beschreiben die anfängliche Eingewöhnungsphase oft als herausfordernd und erfordern ein schnelles Verständnis der Krankheit, der Behandlungsprotokolle und der Bedürfnisse des Krebspatienten.
- Viele empfehlen die Einrichtung einer klaren Routine, die Arzttermine, Symptommanagement und persönliche Pflegepflichten berücksichtigt.

Betonung der Kommunikation:
- Eine offene und ehrliche Kommunikation mit Gesundheitsdienstleistern wird häufig als entscheidend für die Gewährleistung einer optimalen Versorgung des Patienten genannt.
- Pflegekräfte betonen außerdem, wie wichtig es ist, Präferenzen und Anliegen mit der Person, die sie

unterstützen, zu besprechen, um sich auf die Pflegeziele auszurichten.

Selbstfürsorge für Pflegekräfte:
- Ein wiederkehrendes Thema ist die Notwendigkeit für Pflegekräfte, ihr eigenes Wohlbefinden in den Vordergrund zu stellen und Pflegepflichten mit Selbstfürsorge in Einklang zu bringen, um einem Burnout vorzubeugen.
- Die Zusammenarbeit mit Peer-Selbsthilfegruppen oder die Suche nach professioneller Beratung wird oft als vorteilhaft für die Aufrechterhaltung der emotionalen Gesundheit angesehen.

Praktische Strategien für das Management:
- Pflegekräfte betonen, wie wichtig es ist, organisiert zu bleiben und Tools wie Kalender, Medikamenten-Tracker und Symptomprotokolle zu verwenden, um die Pflege zu optimieren.
- Viele betonen, wie wichtig es ist, sich frühzeitig über Möglichkeiten der Palliativversorgung zu informieren, um Symptome wie Schmerzen und Müdigkeit wirksam zu bekämpfen.

Interessenvertretung und Empowerment:
- Das Eintreten für die bestmögliche Pflege, sei es durch das Stellen detaillierter Fragen bei Terminen oder das Einholen einer zweiten Meinung, wird oft als eine entscheidende Verantwortung des Pflegepersonals beschrieben.

- Mehrere Betreuer erwähnen, dass sie in Krebsinteressengruppen aktiv werden, um zu einer breiteren Sensibilisierung und Unterstützungsinitiativen beizutragen.

Die Erfahrungen von Überlebenden und Betreuern von Bauchspeicheldrüsenkrebs ermöglichen ein tieferes Verständnis der Realitäten bei der Bewältigung dieser herausfordernden Krankheit. Ihre Geschichten unterstreichen die Bedeutung von Belastbarkeit, Anpassungsfähigkeit und proaktiver Pflege und bieten wertvolle Lektionen für Menschen, die mit ähnlichen Umständen zurechtkommen. Durch das Lernen aus diesen Berichten können andere Inspiration und praktische Anleitung für ihre eigenen Wege finden und bekräftigen, dass Stärke und Unterstützung für die Bewältigung der Herausforderungen von Bauchspeicheldrüsenkrebs von zentraler Bedeutung sind.

Kapitel 15: Interessenvertretung und Sensibilisierung

Interessenvertretung spielt eine entscheidende Rolle bei der Verbesserung der Ergebnisse für Personen, die an Bauchspeicheldrüsenkrebs leiden. Es trägt nicht nur dazu bei, das Bewusstsein für die Krankheit zu schärfen, sondern fördert auch Fortschritte in Forschung, Behandlung und Unterstützungssystemen. Interessenvertretungsbemühungen werden häufig von Patienten, Familien, Angehörigen der Gesundheitsberufe und Organisationen vorangetrieben, die sich dafür einsetzen, etwas zu bewirken. In diesem Kapitel wird erläutert, wie man sich für den weltweiten Kampf gegen Bauchspeicheldrüsenkrebs einsetzen und ihn unterstützen kann.

Wir beteiligen uns am Kampf gegen Bauchspeicheldrüsenkrebs

Interessenvertretung beginnt mit der Verpflichtung, das Bewusstsein für die Krankheit zu schärfen, Stigmatisierung zu reduzieren und eine rechtzeitige Erkennung und Behandlung zu fördern. Diese Bemühungen können verschiedene Formen annehmen und erhebliche Auswirkungen auf lokaler, nationaler und globaler Ebene haben.

Sensibilisierung:
- Öffentliche Aufklärungskampagnen: Bemühungen, Gemeinden über die Symptome, Risikofaktoren und die Bedeutung der Früherkennung aufzuklären, tragen dazu bei, mangelndes Bewusstsein im Zusammenhang mit Bauchspeicheldrüsenkrebs zu bekämpfen.
- Welttag des Bauchspeicheldrüsenkrebses: Dieser Tag wird jedes Jahr begangen und bringt Menschen auf der ganzen Welt zusammen, um das Bewusstsein zu schärfen und den Bedarf an Forschung und Unterstützung hervorzuheben. Die Teilnahme an Veranstaltungen oder Kampagnen ist eine effektive Möglichkeit, einen Beitrag zu leisten.
- Nutzung von Medienplattformen: Soziale Medien, Blogs und lokale Nachrichtenagenturen können leistungsstarke Tools sein, um verifizierte Informationen und persönliche oder allgemeine Interessenbotschaften zu teilen.

Zusammenarbeit mit lokalen und nationalen Interessengruppen:
- Organisationen wie das Pancreatic Cancer Action Network (PanCAN) und ähnliche Gruppen weltweit bieten strukturierte Programme zur Interessenvertretung an, einschließlich Petitionen für Gesundheitsreformen und Forschungsfinanzierung.
- Der Beitritt zu diesen Gruppen bietet Zugang zu Ressourcen, Schulungen und Möglichkeiten, die Wirkung der eigenen Bemühungen zu verstärken.

Interessenvertretung in der Gesundheitspolitik:
- Advocacy-Initiativen konzentrieren sich häufig auf die Verbesserung der Gesundheitspolitik, beispielsweise auf die Erhöhung der Mittel für die Krebsforschung, die Gewährleistung eines gleichberechtigten Zugangs zu Behandlungen und die Ausweitung der Abdeckung lebenswichtiger Therapien.
- Die Zusammenarbeit mit politischen Entscheidungsträgern und Führungskräften im Gesundheitswesen kann systemische Veränderungen vorantreiben, die einer breiteren Bevölkerung zugute kommen.

Unterstützung von Forschung und Fundraising

Die Unterstützung der Forschung ist von wesentlicher Bedeutung, um neue Behandlungsmethoden zu entdecken, die Überlebensraten zu verbessern und die Lebensqualität der von Bauchspeicheldrüsenkrebs Betroffenen zu verbessern. Fundraising ist eine praktische und wirkungsvolle Möglichkeit, diesen Fortschritt voranzutreiben.

Die Rolle der Forschung bei der Verbesserung der Pflege:
- Die Forschungsbemühungen konzentrieren sich auf das Verständnis der biologischen Mechanismen von Bauchspeicheldrüsenkrebs, die Entwicklung früher Diagnoseinstrumente und die Entwicklung

innovativer Therapien wie Immuntherapie und gezielter Behandlungen.
- Die Teilnahme an klinischen Studien ist eine Form des direkten Beitrags zur Forschung und liefert wertvolle Daten, die als Grundlage für zukünftige Behandlungsansätze dienen.

Möglichkeiten zur Forschungsunterstützung:
- Spenden: Finanzielle Zuwendungen an renommierte Krebsforschungseinrichtungen oder spezifische Studien tragen zur Finanzierung bahnbrechender Untersuchungen bei.
- Freiwilligenarbeit: Die Unterstützung bei Sensibilisierungsveranstaltungen für die Forschung oder der Rekrutierung von Mitarbeitern für klinische Studien kann laufende Studien erheblich unterstützen.
- Bildungsarbeit: Die Förderung der Bedeutung wissenschaftlicher Forschung für Gemeinden und Entscheidungsträger trägt dazu bei, breitere Unterstützung und Finanzierung zu gewinnen.

Effektive Fundraising-Strategien:
- Gemeinschaftsveranstaltungen: Durchführung von Veranstaltungen wie Spaziergängen, Marathons oder Kuchenverkäufe erhöht Gelder bei gleichzeitiger Sensibilisierung.
- Unternehmenspartnerschaften: Die Zusammenarbeit mit Unternehmen, um Veranstaltungen zu sponsern oder Spenden zu verdoppeln, kann die Bemühungen verstärken.

- Online-Kampagnen: Crowdfunding-Plattformen und Spendenaktionen in den sozialen Medien ermöglichen eine breite Beteiligung und Beiträge.

Anerkennung von Beiträgen:
- Die Hervorhebung erfolgreicher Forschungsergebnisse und die Anerkennung von Mitwirkenden tragen dazu bei, Begeisterung und Engagement aufrechtzuerhalten. Transparenz über die Verwendung der Mittel schafft Vertrauen und fördert die kontinuierliche Unterstützung.

Die Kraft kollektiven Handelns

Interessenvertretung und Fundraising leben von der Zusammenarbeit. Die Partnerschaft mit Interessengruppen, Gesundheitseinrichtungen und Forschungsorganisationen stärkt die Bemühungen und erweitert die Reichweite von Initiativen. Darüber hinaus vereint die kollektive Aktion verschiedene Stimmen, um im Kampf gegen Bauchspeicheldrüsenkrebs eine stärkere Wirkung zu erzielen.

Netzwerke aufbauen:
- Die Vernetzung mit anderen Interessenvertretern und Organisationen fördert das Gemeinschaftsgefühl und das gemeinsame Ziel.
- Partnerschaften ermöglichen den Zugang zu einem breiteren Publikum und zusätzlichen Ressourcen.

Fortschritte feiern:
- Das Hervorheben von Meilensteinen in

Sensibilisierungskampagnen, Fundraising-Erfolgen oder Forschungsdurchbrüchen unterstreicht die Bedeutung der Interessenvertretung.
- Erfolgsgeschichten fördern die fortgesetzte Teilnahme und Investition in Interessenvertretungsbemühungen.

Interessenvertretung und Spendensammlung sind wirksame Instrumente im Kampf gegen Bauchspeicheldrüsenkrebs. Durch die Sensibilisierung, die Unterstützung der Forschung und die Zusammenarbeit mit Gemeinden und politischen Entscheidungsträgern können Einzelpersonen und Organisationen einen sinnvollen Beitrag zur Verbesserung der Ergebnisse für die von dieser Krankheit Betroffenen leisten. Kollektives Handeln, angetrieben durch fundierte und leidenschaftliche Interessenvertretung, birgt das Potenzial, die Zukunft der Behandlung und Forschung bei Bauchspeicheldrüsenkrebs zu verändern.

Abschluss

Bauchspeicheldrüsenkrebs stellt sowohl medizinisch als auch emotional eine große Herausforderung für Patienten und ihre Familien dar. Mit dem richtigen Wissen, den richtigen Ressourcen und der richtigen Unterstützung ist es jedoch möglich, die Komplexität von Diagnose, Behandlung und Pflege zu bewältigen. Die Reise erfordert nicht nur medizinische Intervention, sondern auch emotionale Belastbarkeit, Anpassungen des Lebensstils und ein Verständnis für die Auswirkungen der Krankheit auf das tägliche Leben.

Ziel dieses Leitfadens ist es, klare, evidenzbasierte Einblicke in die medizinischen, ernährungsphysiologischen und psychologischen Aspekte von Bauchspeicheldrüsenkrebs zu bieten. Vom Verständnis der Grundlagen von Bauchspeicheldrüsenkrebs, seinen Arten und Risikofaktoren bis hin zur Erkundung von Behandlungsoptionen, Symptommanagement und emotionalen Unterstützungsstrategien dient jedes Kapitel als Baustein für einen ganzheitlichen Ansatz zur Behandlung der Krankheit.

Die wichtigste Erkenntnis ist, dass Bauchspeicheldrüsenkrebs zwar unbestreitbar eine schwere Krankheit ist, der medizinische Fortschritt jedoch weiterhin die Überlebensraten und die Lebensqualität verbessert. Früherkennung, personalisierte Behandlungspläne und die Einbeziehung des körperlichen und emotionalen Wohlbefindens in die Pflege sind von zentraler Bedeutung, um die bestmöglichen Ergebnisse zu erzielen. Sowohl Patienten als auch Betreuer können darin bestärkt werden, fundierte Entscheidungen zu treffen, sich für die beste Versorgung einzusetzen und die ihnen zur Verfügung stehenden Unterstützungsnetzwerke zu nutzen.

Letztendlich ist es wichtig, mit Zuversicht und einer proaktiven Denkweise voranzukommen. Bleiben Sie auf dem Laufenden, nehmen Sie Kontakt zu Gesundheitsdienstleistern auf und suchen Sie Unterstützung bei Familie, Freunden und professionellen Netzwerken. Durch die Kombination der Behandlung mit dem Fokus auf das allgemeine Wohlbefinden können Menschen mit Bauchspeicheldrüsenkrebs ihre Lebensqualität aufrechterhalten und den bevorstehenden Herausforderungen weiterhin hoffnungsvoll und gestärkt entgegentreten.

Anhänge

Die Anhänge bieten ergänzende Ressourcen, um das Verständnis zu verbessern, komplexe Themen zu klären und Leser mit Supportsystemen zu verbinden. Dieser Abschnitt soll als Kurzreferenz für Begriffe, häufige Bedenken und praktische Ressourcen im Zusammenhang mit Bauchspeicheldrüsenkrebs dienen.

Glossar der Begriffe

Um sich mit den medizinischen und technischen Aspekten von Bauchspeicheldrüsenkrebs vertraut zu machen, ist das Verständnis der wichtigsten Fachbegriffe unerlässlich. Nachfolgend finden Sie ein Glossar mit häufig vorkommenden Begriffen:

- Adenokarzinom: Die häufigste Form von Bauchspeicheldrüsenkrebs, die ihren Ursprung in den exokrinen Zellen der Bauchspeicheldrüse hat.

- Biopsie: Ein Verfahren, bei dem eine kleine Gewebeprobe zur Untersuchung unter einem Mikroskop entnommen wird, um das Vorhandensein von Krebszellen festzustellen.

- Chemotherapie: Der Einsatz von Medikamenten zur Zerstörung oder Hemmung des Wachstums von Krebszellen.

- Exokriner Tumor: Ein Tumor, der aus den exokrinen Zellen der Bauchspeicheldrüse entsteht, die Verdauungsenzyme produzieren.

- Endokriner Tumor: Ein Tumor, der seinen Ursprung in den hormonproduzierenden (endokrinen) Zellen der Bauchspeicheldrüse hat, beispielsweise Insulinome.

- Palliativpflege: Eine spezielle Form der medizinischen Versorgung, die sich auf die Linderung von Symptomen und die Verbesserung der Lebensqualität von Menschen mit schweren Erkrankungen konzentriert.

- Whipple-Eingriff: Ein chirurgischer Eingriff zur Entfernung eines Teils der Bauchspeicheldrüse, des Zwölffingerdarms und anderer umliegender Gewebe, der häufig bei Bauchspeicheldrüsenkrebs durchgeführt wird.

Erweiterte Glossarbegriffe für Bauchspeicheldrüsenkrebs

Adjuvante Therapie
- Behandlung nach der Primärbehandlung (z. B. Operation), um das Risiko eines erneuten Auftretens von Krebs zu verringern, einschließlich Chemotherapie oder Strahlentherapie.

Gallenstauung
- Eine Verstopfung der Gallenwege, die oft durch Tumore verursacht wird und zu Gelbsucht führen kann.

Biomarker
- Biologische Moleküle im Blut, anderen Körperflüssigkeiten oder Geweben, die auf einen normalen oder abnormalen Zustand hinweisen, wie CA 19-9 bei Bauchspeicheldrüsenkrebs.

Cholangiopankreatographie (Endoskopische oder Magnetresonanztomographie)
- Bildgebende Verfahren (ERCP oder MRCP) zur Diagnose von Erkrankungen der Gallenwege, der Gallenblase, der Bauchspeicheldrüse und der Leber.

Zystische Neubildungen der Bauchspeicheldrüse
- Gutartige oder bösartige, mit Flüssigkeit gefüllte Säcke in der Bauchspeicheldrüse, einschließlich

intraduktaler papillärer muzinöser Neoplasien (IPMNs).

Desmoplasie
- Das Wachstum von Faser- oder Bindegewebe um einen Tumor herum kann die Behandlung von Bauchspeicheldrüsenkrebs erschweren.

Endoskopischer Ultraschall (EUS)
- Ein minimalinvasives Verfahren, bei dem hochfrequente Schallwellen verwendet werden, um detaillierte Bilder der Bauchspeicheldrüse zu erstellen und Biopsieproben zu entnehmen.

Enzymersatztherapie
- Die Verabreichung von Pankreasenzymen zur Unterstützung der Verdauung, oft erforderlich bei Patienten mit Pankreasinsuffizienz.

FOLFIRINOX
- Eine Chemotherapie, die vier Medikamente (5-FU, Leucovorin, Irinotecan und Oxaliplatin) kombiniert und bei fortgeschrittenem Bauchspeicheldrüsenkrebs eingesetzt wird.

Gemcitabin
- Ein Chemotherapeutikum, das häufig zur Behandlung von Bauchspeicheldrüsenkrebs eingesetzt wird.

Hypoglykämie
- Niedriger Blutzuckerspiegel, der gelegentlich bei neuroendokrinen Tumoren der Bauchspeicheldrüse (PNETs) auftreten kann, die Insulin absondern.

Inselzellen
- Hormonproduzierende Zellen in der Bauchspeicheldrüse; Tumoren in diesen Zellen werden als pankreatische neuroendokrine Tumoren (PNETs) bezeichnet.

Gelbsucht
- Gelbfärbung der Haut und der Augen, verursacht durch erhöhte Bilirubinwerte, oft verbunden mit einer Gallengangsverstopfung durch einen Bauchspeicheldrüsentumor.

KRAS-Mutation
- Eine häufige genetische Veränderung bei Bauchspeicheldrüsenkrebs, die das Tumorwachstum fördert.

Lokal fortgeschrittener Bauchspeicheldrüsenkrebs
- Krebs, der sich auf nahe gelegene Gewebe oder Organe ausgebreitet hat, aber nicht an entfernteren Stellen metastasiert hat.

Neoadjuvante Therapie
- Vor der Operation durchgeführte Behandlung, um Tumore zu verkleinern und die Chancen auf eine erfolgreiche chirurgische Resektion zu erhöhen.

Pankreatikoduodenektomie
- Ein anderer Begriff für das Whipple-Verfahren, eine Operation zur Entfernung des Kopfes der Bauchspeicheldrüse, eines Teils des Magens und benachbarter Lymphknoten.

Protonentherapie
- Eine Art Strahlentherapie, bei der Protonen anstelle von Röntgenstrahlen verwendet werden, wodurch Schäden am umgebenden gesunden Gewebe verringert werden können.

Somatostatin-Analoga
- Medikamente wie Octreotid, die bei einigen neuroendokrinen Tumoren der Bauchspeicheldrüse die Symptome kontrollieren und das Tumorwachstum verlangsamen können.

Gezielte Therapie
- Krebsbehandlung, die auf bestimmte Moleküle abzielt, die am Tumorwachstum beteiligt sind, wie z. B. PARP-Inhibitoren für Patienten mit BRCA-Mutationen.

Venöse Thromboembolie (VTE)
- Blutgerinnsel, die sich in den Venen bilden, eine häufige Komplikation bei Patienten mit Bauchspeicheldrüsenkrebs.

Zollinger-Ellison-Syndrom
- Eine Erkrankung mit Tumoren (Gastrinomen) in der Bauchspeicheldrüse oder im Zwölffingerdarm, die eine übermäßige Produktion von Magensäure verursachen.

Hyperkoagulabilität
- Eine erhöhte Neigung zur Bildung von Blutgerinnseln, kommt häufig bei Patienten mit Bauchspeicheldrüsenkrebs vor.

Lymphadenopathie
- Vergrößerung der Lymphknoten, die auftreten kann, wenn sich Krebs auf diese Strukturen ausbreitet.

Paraneoplastisches Syndrom
- Symptome, die auftreten, wenn Krebs indirekt andere Körperteile betrifft, wie z. B. Veränderungen des Blutzuckerspiegels oder Hauterkrankungen.

Häufig gestellte Fragen (FAQ)

1. Was sind die frühen Symptome von Bauchspeicheldrüsenkrebs?

Zu den frühen Symptomen können Bauchschmerzen, unerklärlicher Gewichtsverlust, Gelbsucht (Gelbfärbung der Haut und der Augen), Stuhlveränderungen und Appetitlosigkeit gehören.

2. Wie wird Bauchspeicheldrüsenkrebs diagnostiziert?
Die Diagnose umfasst typischerweise bildgebende Untersuchungen wie CT-Scans oder MRTs, Bluttests wie CA 19-9-Marker und eine Biopsie zur Bestätigung des Vorhandenseins von Krebszellen.

3. Welche Behandlungsmöglichkeiten gibt es bei Bauchspeicheldrüsenkrebs?
Die Behandlung hängt vom Stadium ab und kann eine Operation, Chemotherapie, Strahlentherapie, gezielte Therapie und Immuntherapie umfassen. Auch die Palliativversorgung ist in jedem Stadium ein integraler Bestandteil der Behandlung.

4. Ist Bauchspeicheldrüsenkrebs erblich bedingt?
Während die meisten Fälle nicht erblich bedingt sind, können einige Personen aufgrund vererbter Mutationen in Genen wie BRCA1, BRCA2 oder anderen eine genetische Veranlagung haben. Gentests können helfen, das Risiko einzuschätzen.

5. Welche Ernährungsumstellungen werden für Patienten mit Bauchspeicheldrüsenkrebs empfohlen?
Empfehlenswert ist eine Ernährung, die reich an leicht verdaulichen, nährstoffreichen Lebensmitteln ist. Zur Unterstützung der Verdauung und Absorption können Nahrungsergänzungsmittel mit Pankreasenzymen verschrieben werden.

6. Gibt es klinische Studien zu Bauchspeicheldrüsenkrebs?
Ja, klinische Studien sind häufig verfügbar und können den

Zugang zu modernsten Behandlungen ermöglichen. Patienten sollten ihr medizinisches Team um Rat fragen.

Ressourcenverzeichnis

Gesundheitsversorgung und Behandlung:

Amerikanische Krebsgesellschaft (ACS)
- Website: www.cancer.org
- Telefon: 1-800-227-2345
- Dienstleistungen: Informationen zu Behandlungsmöglichkeiten, Unterstützungsdiensten und Forschungsaktualisierungen.

Nationales Krebsinstitut (NCI)
- Website: www.cancer.gov
- Telefon: 1-800-422-6237 (1-800-4-CANCER)
- Dienstleistungen: Krebsressourcen, Informationen zu klinischen Studien und Forschungspublikationen.

Unterstützungsorganisationen

Pankreaskrebs-Aktionsnetzwerk (PanCAN)
- Website: www.pancan.org
- Telefon: 1-877-272-6226
- Adresse: 1500 Rosecrans Avenue, Suite 200, Manhattan Beach, CA 90266

- Dienstleistungen: Patientennavigation, Interessenvertretung, Forschungsfinanzierung und Bildung.

Lustgarten Foundation
- Website: www.lustgarten.org
- Telefon: 1-866-789-1000
- Adresse: 415 Crossways Park Drive, Suite D, Woodbury, NY 11797
- Leistungen: Forschungsförderung und Patientenaufklärung.

Krebspflege
- Website: www.cancercare.org
- Telefon: 1-800-813-4673
- Adresse: 275 Seventh Avenue, New York, NY 10001
- Dienstleistungen: Kostenlose Beratung, Selbsthilfegruppen, finanzielle Unterstützung und Workshops.

Online-Communitys

Inspirieren Sie die Bauchspeicheldrüsenkrebs-Community
- Website:www.inspire.com/groups/pancreatic-cancer-action-network
- Beschreibung: Ein Forum zur Kontaktaufnahme mit anderen Betroffenen von Bauchspeicheldrüsenkrebs.

Cancer.net-Community
- Website: www.cancer.net/support-and-social-media

- Beschreibung: Zuverlässige Ressourcen und Support-Netzwerkforen, veranstaltet von der ASCO (American Society of Clinical Oncology).

Reddit: r/Bauchspeicheldrüsenkrebs
- Website: www.reddit.com/r/pancreaticcancer
- Beschreibung: Eine informelle Plattform für den Austausch von Erfahrungen und Ratschlägen.

Die Anhänge dienen als umfassende Ressource zum Verständnis von Bauchspeicheldrüsenkrebs und zum Zugriff auf die notwendigen Instrumente für Aufklärung, Unterstützung und Interessenvertretung. Durch die Nutzung dieser Ressourcen können Einzelpersonen und Familien fundierte Entscheidungen treffen und die Komplexität dieser Krankheit besser bewältigen.

„Jeder Tag bringt neue Hoffnung, neue Stärke und neue Möglichkeiten. Sie sind stärker als Sie denken, und Ihre Reise nach vorne ist eine Reise voller Mut und Belastbarkeit."

Lieber Leser,

Vielen Dank, dass Sie sich für mein Buch entschieden haben! Ich hoffe, Sie fanden es wertvoll und aufschlussreich. Rezensionen sind eine großartige Möglichkeit, anderen Lesern dabei zu helfen, dieses Werk zu entdecken, und ermöglichen es mir, weiterhin hilfreiche Inhalte mit Ihnen zu teilen.

Wenn Sie dieses Buch nützlich fanden, denken Sie bitte darüber nach, eine positive Bewertung abzugeben. Ihr Feedback bedeutet mir sehr viel und hilft mir, zukünftige Veröffentlichungen zu verbessern.

Vielen Dank für Ihre Unterstützung.

Herzliche Grüße,
Dr. Mira Langford.

www.ingramcontent.com/pod-product-compliance
Lightning Source LLC
Chambersburg PA
CBHW071030240526
45469CB00006BD/2153